Mikael Hoffmann

7 vaner, som ødelægger parforhold

- og hvad I kan gøre for at ændre dem!

---

7 vaner, som ødelægger parforhold - og hvad I kan gøre for at ændre dem!
Af Mikael Hoffmann

Copyright © 2016 Mikael Hoffmann og forlaget BoD

Tidligere udgivelser:
Hvad er parterapi? 2016
Partner for livet, 2015
Frihed – med bedre parforhold, 2012
Datingsider – sider af dating, 2012
Sats: Volte og Palatino
Fotograf: Søren Nielsen
Grafisk layout af omslag: Lene Karup
Forlag: BoD – Books on Demand, København, Danmark
Fremstilling: BoD - Books on Demand GmbH - Norderstedt, Tyskland
ISBN 978-87-7188-595-8
www.parforhold-parterapi.dk

Telefon 21 79 18 50

2. udgave 2016

Forord

Keder din partner dig? Småskændes I? Er I holdt op med at forkæle hinanden? Eller lever I et paralleliv for børnenes skyld? Hvis du kan svare ja til bare ét af ovenstående spørgsmål, kan denne lille, nemt tilgængelige bog måske give jer nogle redskaber til at få løst op for det, der alt for nemt kan ende som en gordisk knude i parforholdet.

Som selvstændig terapeut og coach med mere end 20 års erfaring har jeg samlet de syv mest almindelige parforholdsproblemer, som jeg i min praksis gennem årene har oplevet er ødelæggende og dårlige vaner. Jeg er en af de mest efterspurgte parterapeuter i Danmark, og hver uge kommer klienter til mig i min klinik med nogenlunde de samme udfordringer.

I denne bog har jeg uddraget essensen af mine erfaringer med konklusioner og praktiske eksempler, som kan hjælpe jer med at løse problemerne selv.

Hver af de syv problemstillinger indledes med 1) problemformulering, 2) konsekvenser og 3) løsningsforslag. Derefter finder du en række værktøjer og metoder, som kan afhjælpe disse problemer. Kapitlerne afsluttes med en række eksempler fra min praksis.

Alle eksemplerne er anonymiseret for at beskytte klienternes identitet.

Vi varmer først op med ti misforståelser/myter, som måske også har skabt problemer for jer i jeres parforhold. Derefter springer vi direkte ud i beskrivelser af almindelige problemstillinger, og løsning af dem. På denne måde går vi lige til sagen for at se på, hvad der kan hjælpe dig og jer med jeres udfordringer, og hvordan I løser problemerne med positive og konstruktive resultater.

Indholdsfortegnelse

> Vi kan ikke løse vores problemer,
> med de ideer, tanker, holdninger
> og handlinger, som skabte dem.
> Vi bliver nødt til at gøre noget
> andet – men hvad?....

Ti myter/misforståelser om parforhold

Lad os starte med nogle myter/overbevisninger, som erfaringsmæssigt kan ødelægge ethvert godt parforhold. Hvis disse myter ikke udfordres og diskuteres, kan de blive dårlige vaner og gnave som en sten i skoen, for til sidst at ende med at blive et stort blodigt sår.

Hvilke af disse misforståelser har mon skabt problemer for jer?

1. **"To mennesker i et godt parforhold vil med tiden automatisk vokse tættere sammen, uden at de behøver at gøre noget videre for det."** Nej. Mange mennesker vedligeholder deres bil og sommerhus bedre, end de vedligeholder deres parforhold – og bliver efterfølgende forbavsede, når parforholdet skranter.

2. **"Diskussioner og højlydte meningsudvekslinger ødelægger parforholdet."** Nej. Når I på en ansvarlig måde har jeres sammenstød og ordvekslinger, kommer de små daglige irritationsmomenter under bagatelgrænsen frem, og luften bliver renset. Samtidig viser I jeres børn, at man kan være uenige og vrede på hinanden, uden at det er verdens ende.

3. **"At forfølge sine egne individuelle interesser og behov er uforeneligt med et sundt og stærkt parforhold."** Nej. Du skal prioritere dig selv først, det vil sige mærke hvad du har brug for og sige det højt. Dernæst skal du prioritere din partner, og først efter dette kommer alle mulige andre. Dette er beskrevet i denne bogs kapitel 4 om prioriteringstrekanten.

4. **"Der er overhovedet ingen sammenhæng mellem vores konflikter og andre områder af vores liv, for eksempel job, børn, helbred, økonomi og lignende."** Jo. Alting hænger sammen på godt og ondt. Alle aspekter af livet er vævet ind i hinanden i en holistisk helhed, også parforholdet.

5. **"Parterne i et parforhold er i stand til (og skal) udfylde hinandens følelsesmæssige og fysiske mangler, og dække hinandens behov."** Nej. Så er det et afhængighedsforhold, som intet har med et sundt og godt kærlighedsliv at gøre.

6. **"Formålet med parforholdet er, at man får præcis, hvad man ønsker sig og længes efter."** Nej. Sådan føles det i forelskelses-fasen, men det er kun en periode. Efter denne kommer hverdagen, hvor du vil opdage, at din partner ofte er meget forskellig fra dig. Udfordringerne skal I lære af. Du vil møde og opleve det, du har BEHOV for, hvilket er det, du kan lære mest af. Dette behøver imidlertid ikke at være det samme som det, du har LYST til.

7. **"Dét, jeg selv helst vil have, er det samme som min partner vil have, så derfor giver jeg ham/hende det."** Nej. Dette er en kæmpe misforståelse. Jeg har beskrevet de fem kærlighedssprog i bogens kapitel 7. Hvis du vælger at give din partner, hvad han/hun gerne vil have, og I begge gør dette, mærker I kærligheden. Kærlighed er et valg. Efter til-valget kommer følelsen.

8. **"Kærlighed burde gøre det nemt at være sammen".** Nej. Da du lever tæt sammen med et andet menneske, der har 1) andre interesser end dig, 2) andre tanker og følelser end dig, 3) andre forventninger til rengøring, økonomi, sex, ferier, politik, børne-opdragelse og kvalitetstid, 4) andre måder at kommunikere og udtrykke sig på, 5) sine egne venner og familiemedlemmer, som du måske ikke synes så godt om, 6) en anden holdning til de ting, du kan lide eller er bange for, 7) andre vaner og overbevisninger end dig, – så er det helt sikkert ikke nemt at være sammen hele tiden.

9. **"Hvis noget går galt, er det min partners skyld."** Nej. Tag ansvar for, at du selv har skabt din egen virkelighed med dine valg. Hvis du overlader ansvaret til andre (eller giver dem skylden for noget), har du også givet dem ansvaret for din lykke og fremtid.

10. **"Der er kun én person i hele verden, der er den helt perfekte for mig."** Nej. Den person, du har valgt at være sammen med, er den person, du har valgt at have dine problemer/udfordringer med. Selv om du skifter vedkommende ud, behøver det ikke at betyde, at dine genvordigheder ophører. Du vælger blot en ny person at have dine problemer med, og mængden af udfordringer er ofte den samme, indtil du selv ændrer din holdning og adfærd. Summen af problemer er konstant – også selv om du skifter din partner ud. Først når du ændrer din egen holdning og adfærd, vil antallet af problemer ændre sig.

Alle myter er overbevisninger, som er tillært (ubevidst) på grundlag af (dårlige) erfaringer. Det ulyksalige er, at mange fejlagtigt tror, at myterne er sandheder, hvilket kan lede til misforståelser, frustrationer, konflikter og måske skilsmisser.

Det positive er, at hvad der er tillært også kan aflæres, og erstattes af nye vaner og færdigheder. Hvis du ændrer din måde at opfatte og tænke på, vil det ændre dit parforhold og forbedre jeres fælles liv.

Kommunikation er en svær størrelse. Da jeg for mange år siden var i Spanien for at lære spansk, gik det op for mig, at det var lettest at forstå de spaniere, som også talte engelsk. De var tilsyneladende klar over udfordringerne med at forstå et fremmed sprog.

Når jeg ikke kunne forstå de spaniere, som ikke talte engelsk eller et andet fremmedsprog, kunne de fx finde på at råbe højere til mig, for at få mig til at forstå dem. Eller de sagde sætningen, hvor de lagde tryk på ligegyldige ord som "nu", "jeg" eller "du", og nøgleordene blev mumlet eller sagt meget hurtigt. Det gjorde ikke sagen bedre. Med andre ord vidste de ikke, hvad der skulle til, for at jeg kunne forstå, hvad der blev sagt – til stor frustration for begge parter.

Man skal vide noget, før man ved det!

Jeg har siden opdaget, at kommunikation i parforholdet på mange måder minder om at skulle lære et nyt sprog. Det kræver viden, øvelse og gentagelser, inden det sidder ordentligt fast.

Kommunikation er emnet for første kapitel i denne bog.

---

1. Mangel på kommunikation

xxxxxxxxxxxxxxxxxxxxxxxxxxxxxxxxxxxxxxxxxxxxxxxxxxxxxxxxxxxxxxxxx

Problemet med mangel på kommunikation er ofte, at parterne kun taler om praktiske ting i hverdagen, og der er en konstant uvilje til ordentlig kommunikation. Livet og parforholdet føles som en lang ørkenvandring uden oaser. Der bliver ikke kommunikeret på det følelsesmæssige plan.

Konsekvenserne ved tabuer og jævnlige misforståelser er et parforhold, der ikke fungere optimalt. Prisen kan være høj, idet det ofte går ud over både helbred, børn, arbejde, økonomi og livsglæde for hver især.

Løsningen er at genfinde den følelsesmæssige kommunikation med hinanden. I bliver nødt til at gen-lære, hvordan det er. Du er ikke i tvivl om at to mennesker kommunikerer følelsesmæssigt, når du ser dem. **Hvilken slags følelsesmæssig kommunikation ønsker du med din partner?**
Kommunikation handler ikke kun om at udveksle ord og sætninger med hinanden. Det er også kropssproget, timingen, hvor og hvornår, og ikke mindst den grundlæggende indstilling til hinanden, der påvirker kvaliteten af kommunikationen.
En hensigtsmæssig og givende kommunikation skal læres og øves.
Når de gensidigt anerkendte og accepterede normer og måder at udtrykke sig på er (gen)indlært og indøvet, føles de ikke længere kunstige og besværlige, men er særdeles effektive til at skabe en respektfuld, givende og konstruktiv kommunikation om både lette og svære emner.
Kommunikation (herunder samtale), nysgerrighed og oprigtig interesse for den anden part er altafgørende for forbedring af parforholdet.
Nogle gange må man beslutte sig for at kommunikere følelses-mæssigt. Det er et valg. Det kan læres, men det tager tid.
På de kommende sider fremhæver jeg nogle metoder og værktøjer til løsning af problemet. Jeg slutter af med et eksempel.

Kommunikation og Teknik

Parterapi handler primært om kommunikation mellem parterne. Jeg kan som parterapeut ikke løse jeres problemer, men jeg kan hjælpe med at lære jer at kommunikere bedre, så I herefter i højere grad vil være i stand til at løse de fleste af jeres problemer selv.

1) Den mest optimale daglige kommunikation skal være som en slags *dans*, hvor man er i **flow** med hinanden. Det betyder en samtale mellem dig og din partner, hvor DU fortæller om noget, der ligger DIG på sinde og derefter stiller et spørgsmål. Din partner svarer på spørgsmålet, fortæller om SIN oplevelse af situationen og stiller så et nyt spørgsmål. Og sådan går det frem og tilbage. Mens man selv taler, får man udtrykt sig og hører sig selv. Og mens partneren taler, mærker og hører man den andens holdning og mening – og kan derved fornemme, om man er på samme spor. **Flow** er som et liggende ottetal, der bølger frem og tilbage mellem parterne: Tal ud fra dig selv – stil et kort spørgsmål – lyt – svar – tal ud fra dig selv, og så videre.

2) Hvis der er behov for en dybere samtale end det lette Flow, er næste skridt den såkaldte **Brønd**, som uddybes i denne bogs kapitel 5. Det kan bruges i forbindelse med mindre udfordringer i hverdagslivet. Typisk er det kun den ene, der taler (på vej "ned i brønden").

3) Når emnet er følsomt, og samtalen bliver svær, er næste skridt **Den Anerkendende Selvansvarlige Dialog**, som er velegnet til at få bearbejdet ømtålelige emner. Der er her en helt bestemt procedure for at tale, lytte og forstå, som bliver beskrevet senere i dette kapitel.

4) Hvis kommunikationen mellem klienterne er rigtigt svær, og de i deres frustration og raseri dårligt kan se hinanden i øjnene, kan jeg som parterapeut skabe **et fortroligt rum** med en samtale med hver af dem. Det virker som om at der kun er os to i hele verden – helt alene i rummet (selv om partneren sidder en armslængde derfra og lytter med). På den måde kan vi "2-og-2" på en enkel og dyb måde få endevendt selv de allermest sårbare emner. Samtidig føler den lyttende partner sig ikke direkte angrebet eller kritiseret, men lytter med og får måske noget at vide, som vedkommende ikke havde været bevidst om.

Tre-trins raketten – få hvad du vil have

Hvordan kan du få mere af det, du gerne vil have? Der er tre trin, du skal være bevidst om, hvis du i højere grad vil opnå at få det, du ønsker dig. Her er, hvad du kan gøre:

1) Definér inde i dig selv, hvad det er, du gerne vil have. Undgå at tænke på dét, du IKKE vil have, men fokuser derimod på positive ønsker og sætninger, fx mere nærvær, anerkendelse, en ferie sammen og så videre.

2) Dernæst skal du tale ud fra dig selv, fx "Jeg kunne godt tænke mig at blive masseret i nakken" eller "Jeg har lyst til at tage på skiferie i år". Lad være med at bruge ordet "du". Undgå også krav, bebrejdelser eller kritik. Brug masser af "føle-ord" i sætningerne i denne fase. Hvis du vil låne en andens bil, er det normalt ikke nok at fortælle, at du har brug for den. Hvis du i stedet beskriver, at dit barn står i regnen og venter og fryser, og at du har gjort alt, hvad der har været dig menneskeligt muligt for at få fat på et køretøj, så er sandsynligheden for, at du hurtigt får bilnøglerne, ret stor.

3) Til sidst stiller du et kort, konkret spørgsmål: "Vil du gøre det for mig?" eller "Har du lyst til at gå en tur med mig, når vi har spist?" eller "Må jeg låne din bil?" Det skal være et åbent neutralt ikke-mani-pulerende spørgsmål. Hvis svaret er nej, er det sådan, det er. Du kan kun udtrykke dit ønske. Krav har intet med kærlighed eller ligeværdighed i parforholdet at gøre.

Hvis du kun bruger trin #2, vil folk muligvis høre dig, men ikke tænke nærmere over det. Du sidder måske og forventer, at de kan læse dine tanker og tolke dine ønsker og behov, men det sker bare ikke.

Hvis du kun bruger trin #3, kan det lyde som en ordre, og det får de fleste af os til at stritte i mod. Derfor er det vigtigt at overholde alle tre trin i den nævnte rækkefølge. Husk at øve det rigtigt mange gange, så du bliver god til at gøre det helt automatisk.

Krise og konflikt

Konflikter er både uundgåelige og sunde, ikke mindst i et parforhold. Mange års forskning har vist, at dé familier, som er åbne og rummelige, hvad angår forskellighed, trives og udvikler sig bedst. Det vil sige familier, der er villige til at se udfordringer i øjnene og forhandle sig til rette om det, det drejer sig om.

For mange mennesker er ordet konflikt mest negativt ladet. Egentlig beskriver en konflikt blot en situation, hvor to parter i et fællesskab ønsker sig noget forskelligt eller har forskellige holdninger.

Er der en krise på vej i parforholdet, kan I måske undgå den ved at være opmærksom på faresignalerne. Det kunne fx være sparsom eller negativ kontakt i en længere periode, ingen daglige kys og kram, mindre sex og anden fysisk kontakt, en generel følelse af opgivenhed og trækken sig væk fra problemerne, at fejlfinding er blevet dagligdag, at børnene har fået problemer med fx angst, sengevædning og helbredsmæssige udfordringer, eller måske at de små børn pludselig insisterer på at sove imellem forældrene i dobbeltsengen. Måske undgår I bevidst hinanden med for eksempel overarbejde, overdreven fokus på børnene, ekstra sportsinteresse, går mere ud med vennerne, har et større alkohol-indtag end normalt, holder ferier hver for sig og så videre. Hvis dette og lignende sker, kan der være alvorlig fare på færde.

Hvis der er store problemer i parforholdet, udspringer de stort set altid af konflikter, der er blevet undertrykt og dermed ikke bearbejdet.

Her er nogle hurtige tips til at hjælpe dig med at håndtere forholdet i krise: Kommuniker klart og tydeligt med din partner. Anstreng dig for at forstå din partner. Forstå først, inden du selv forsøger at blive forstået. Husk, at vi alle gør vores bedste. Vær en god lytter. Afbryd ikke. Det er vigtigt at lytte og forstå – og ikke bare selv at blive hørt.

Hvis jeres problem er manglende kommunikation, skal **du** tage ansvar for at få den i gang eller forbedre den. **Du er ressourcepersonen, for det er jo dig, der har taget handling og læser denne bog....**

Stopsignal og opmærksomhed

Hvis en konflikt er eskalerende og destruktiv, kan ordet "stop" eller "lad være" sjældent standse den ødelæggende dialog. Derfor kan I, når I har det godt sammen, og der er fred og ro, i enighed aftale et signal, som kan bremse en situation, der er blevet ubehagelig.

En diskussion kan hurtigt udvikle sig til et skænderi. Det kan måske afværges, hvis I har aftalt et såkaldt stopsignal. Det er vigtigt, at stopsignalet er noget, som er kort, markant og tydeligt og ikke en del af jeres hverdag. Det kunne være fx "traktor" eller "time-out". Når stopsignalet er afgivet, så bremser I begge op med det samme – om det så er midt i en sætning. I tæller langsomt til 10, eller I går hver til sit for en stund, hvor I køler af og sunder jer, inden I vender tilbage og mødes igen.

Selvfølgelig må I ikke ukritisk misbruge stopsignalet ved at bruge det i alle situationer, der føles bare lidt ubehagelige. Det vil udvande begrebet, og så er I lige vidt. Det må heller ikke bruges for sjov, da der altid skal være respekt omkring det fælles valgte stop-ord.

Et stopsignal er ligesom rødt lys i et lyskryds. Et øjeblik senere skifter det til gult og grønt. Så I skal senere sørge for at tage initiativ til at få talt om netop det, som udløste den ubehagelige situation. Her kan I hjælpes på vej af Den Anerkendende Selvansvarlig Dialog, som omtales på næste side, eller som Brønden i kapitel 5.

Når I er bevidst om at bruge et aftalt stopsignal, vil det måske være lettere for jer at stoppe noget, der tidligere løb løbsk for jer, og I vil samtidig hurtigere være i stand til at finde tilbage og sammen igen.

I skal være opmærksomme på, om det er de samme problemer, som I tilbagevendende havner i. Hvis dette er tilfældet, vil årsagsbearbejdning være nødvendig. Ellers kan et stopsignal blot risikere at blive symptombehandling, der ikke forhindrer "sygdommen" i at brede sig og fortsætte sine ødelæggelser og den nedadgående, negative spiral.

Anerkendende Selvansvarlig Dialog

Den Anerkendende Selvansvarlige Dialog (ASD) er en særdeles effektiv måde at kommunikere på, som jeg bruger som primært kommunikations-værktøj i parterapien, og som jeg lærer mine klienter. Dialogen bevirker, at I kommer til at høre og forstå hinanden – ikke for at blive enige – men udelukkende for at forsøge at forstå og anerkende partneren, og at man samtidig selv føler sig hørt og forstået.

Enighed betyder meget lidt i et godt fungerende parforhold, hvorimod forståelse, indlevelse, accept, rummelighed og respekt for hinanden er altafgørende for tilliden og trygheden og dermed kærligheden. ASD virker i begyndelsen både langsommelig, besværlig og kan føles unaturlig og kunstig, og ja, det er en proces, som skal øves en hel del gange, førend den føles let, naturlig, effektiv og hurtig. Det er på en måde som at lære et helt nyt sprog – eller at lære at køre bil. Slutresultatet skulle gerne være, at I helt automatisk er i stand til at høre og forstå og SE hinanden i det daglige. Men inden da skal der lægges en del tid, seriøsitet og målrettet energi i at opnå færdighederne.

Trin for trin forklaring: Den ene af jer er afsender og den anden er modtager. Afsenderen vælger et emne og taler i korte sætninger. Afsenderen skal holde sig til emnet, ikke sige ordet DU (kun tale ud fra sig selv), ikke kritisere eller bebrejde, og ikke gentage sig selv. Modtageren lytter og kvitterer efter hver sætning med: "Jeg hører dig sige at...." Når dette har stået på i 10-15 minutter, byttes roller; afsenderen bliver nu modtager. Den, der er modtager, skal hele tiden lytte åbent og nysgerrigt uden at fortolke, men kun lytte for at forstå og for at kunne gengive så præcist som muligt.
Når afsenderen er helt færdig, bytter I roller. Nu skal den ny afsender fortælle om samme situation – bare set fra sin egen synsvinkel.
Det giver en fantastisk forståelse for hinanden, og afstedkommer ofte aha-oplevelser og større indlevelse og medfølelse.
Metoden skal øves mange, mange gange for at virke optimalt.

Eksempel på mangel på kommunikation

Alex og Björk har kendt hinanden i næsten 20 år og været gift i 16 år. De har to børn på henholdsvis 10 og 15 år. De bor i en villa i et forstadskvarter og har begge fast job. Økonomien er over middel.

Deres problem var, at de næsten kun snakkede om praktiske ting i hverdagen, men sjældent talte dybere sammen. Når de gjorde, endte det alt for ofte i skænderier med misforståelser, misfortolkninger, tabuer og dermed usagte ting, korte lunter og de helt store følelser. Der blev ikke kommunikeret på det følelsesmæssige plan.

Det var oveni blevet tydeligt, at de ægteskabelige problemer havde negativ indflydelse på deres børns trivsel. Begge børn havde helbredsmæssige udfordringer. Den ene havde problemer med mad, og den anden fik medicin for sin uro. Det gik heller ikke så godt i skolen med kammerater og lærere.

Både Alex og Björk var overvægtige. Blandt andet spiste og levede de usundt. De var selv klar over det uhensigtsmæssige i dette, men havde ikke været i stand til at gøre noget ved det.

De var i tvivl om, hvorvidt parterapi var løsningen på deres problemer, men tog imod mit tilbud om en gratis afklarende samtale over telefonen hver for sig. Jeg kunne, i løbet af den lille time, det tog, vurdere, om jeg ville være i stand til at hjælpe dem. De vurderede, om jeg var ham, der skulle hjælpe dem. Herefter blev vi enige om den første parterapi-session.

Løsningen på deres problemer var at genfinde den følelsesmæssige kommunikation med hinanden. De måtte gen-lære, hvordan det var.

Vi blev enige om et samarbejde, og startede første par-session med en halv times historik, hvor de svarede på mine konkrete spørgsmål om deres baggrund. Jeg gjorde dette dels for selv at få et overblik over, hvordan jeg kunne hjælpe dem bedst muligt, men dels også for at de selv blev i stand til at se, om der var en rød tråd i deres tidligere oplevelser og erfaringer, som lå til grund for deres nuværende udfordringer. Min grundlæggende strategi i parterapien er først og fremmest at bygge et godt, solidt, positivt fundament, inden vi går over til at tale om problemer. Det kommer bag på mange, at vi til den allerførste session ikke taler særligt meget om deres store konflikter. Erfaringsmæssigt skal parret først lære nogle kommunikationsværktøjer, inden vi kan begynde at løse nogen som helst problemer. Derfor arbejdede vi i den første session primært med deres kommunikation og den Anerkendende Selvansvarlige Dialog, ASD. I de følgende sessioner, hvor vi tog de store problemer op, havde de i begyndelsen svært ved at høre, hvad den anden sagde. Nogle gange blev jeg nødt til at føre samtaler med hver af dem, mens den anden sad lige ved siden af og hørte på uden at sige noget. Til deres store overraskelse kunne de bedre høre, hvad deres partner sagde, når samtalerne blev ført gennem mig, fordi ingen af dem dermed følte sig bebrejdet eller angrebet. Den, der talte, havde også lettere ved at åbne sig, selv om vedkommende godt vidste, at partneren sad lige ved siden af og lyttede med.

Efter et antal "fortrolige" samtaler med mig, blev de i stand til at tale sammen ved hjælp af ASD som tryg ramme. De øvede sig også derhjemme mellem par-sessionerne, først med lette emner. Men til parterapien kunne vi drøfte de mest smertefulde ting, fordi jeg passede på, at ingen af dem følte sig kritiseret eller angrebet. Via den kontrollerede dialog kunne de høre og forstå hinanden til trods for deres (psykologiske) "filtre" – og også føle sig hørt og forstået af partneren. Bid for bid begyndte de at få et overblik over den andens gode hensigter og synspunkter.

Et af de første eksempler, vi brugte, var Alex' frustration over, at Björk en gang imellem ikke skyllede ud i toilettet. Det viste sig gennem ASD, at Alex følte, det var ulækkert, mens Björk ville spare på ressourcerne, hvis det kun var et stykke papir, der skulle ud. De lærte at forstå hinandens grunde, så de lettere kunne bære over i forhold til hinanden. Det betød en hel del mere respekt, tillid og tryghed.

De lærte mange andre færdigheder og værktøjer i parterapien. Et af dem var stopsignalet, når situationen en gang imellem begyndte at eskalere. Den af dem, der havde størst overblik og flest ressourcer, udtalte ordet, de havde valgt som stopsignal, og efter nogen træning lykkedes det dem at holde aftalen om at stoppe op og trække vejret. Efter opbremsningen var de efterfølgende i stand til at spørge ind til, hvad der var hensigten med partnerens adfærd, valg eller udtalelse.

Når den ene af dem havde brug for at tale om et problematisk emne i løbet af dagen, for at føle sig mødt, hørt, rørt ved og forstået, lærte jeg dem at skabe en tryg og fast ramme, der gjorde partneren i stand til, uden frygt, at lytte og være medfølende. Rammen kunne være forskellig fra situation til situation, og det gjaldt både psykisk, følelsesmæssigt og fysisk. Jo mere "forarbejde", man havde gjort i parforholdet, i form af at fylde sin partners kærlighedsbeholder op, jo mindre faste rammer var der påkrævet. Som en tommelfingerregel bør man altid først og fremmest forsikre sin partner om, at det ikke var hans/hendes skyld (selv om det føles sådan). Derefter skal man tale ud fra sig selv, det vil sige uden at bruge ordet "du".

Hvis de havde vidt forskellige behov på det samme tidspunkt, fx at den ene ville have ro, og den anden ville snakke, lærte jeg dem en metode til at kunne udtrykke styrken af behovet, så den af dem, hvis behov var stærkest, først fik det dækket. Senere var det den andens tur, så begge kunne komme til at føle sig godt tilpas.

Alex og Björk besluttede sig til at vælge et samlet forløb hos mig på tre måneder, og i løbet af denne periode blev deres kommunikation med hinanden betydeligt mere konstruktiv og afdæmpet. De er nu i stand til selv at se deres mønstre, når tingene går i stå, eller er ved at gå op i en spids. De formår i dag at stoppe en eskalerende konflikt og i stedet får de en sund diskussion eller ordveksling. Samtidig sætter de tid af på belejlige tidspunkter til at have en anerkendende selvansvarlig dialog, hvor de sværere emner bliver drøftet. I hverdagen er de nu i stand til at huske at kommunikere på en måde, hvor de først besvarer den andens spørgsmål, derefter taler ud fra sig selv om hvad der optager en, og slutter efterfølgende af med et spørgsmål. På den måde har de en dialog, der er givende og frugtbar for begge parter.

Hver aften inden sengetid tager de sig tid til en form for kontakt med hinanden. Det kan fx være Anerkendende Selvansvarlig Dialog, hvor de hver især får taletid, og partneren kvitterer med forståelse efter hver eneste sætning. Nogle gange afsætter de ti minutter til kontakten, og andre gange en hel time. **I begyndelsen af forløbet øvede de sig i deres hverdag på helt neutrale emner, og ventede med de mere smertefulde emner til parterapien, hvor jeg kunne bistå dem og holde positivt fokus, for at ingen af dem kom til skade.** Efterhånden kunne jeg mere og mere træde i baggrunden i parterapien, og parret blev herved i stand til selv at italesætte og håndtere svære emner, når de var alene.

Børnene har draget så meget fordel af forældrenes forbedrede forhold til hinanden, at de er blevet roligere og har færre konflikter med deres venner og i skolen. Symptomerne på børnenes helbredsmæssige udfordringer er endvidere dæmpet. Familien havde været vant til at trække hinanden ned i en spiral, men forældrene fik redskaber til at vende den spiral. Forældrene er i dag derfor meget opmærksomme på, hvordan deres indstilling, adfærd og livsstil kan have konsekvenser – ikke mindst for deres børn, uanset hvor godt de selv tror, at de skjuler det ubehagelige for dem.

Da Alex og Björk var færdige med forløbet, kunne de bruge de nye parforholdsfærdigheder og værktøjer både med hinanden, på deres arbejde og med deres børn. Kommunikationen forløb meget lettere og kærligere. Endvidere opdagede de, at deres store indsats i arbejdet med både sig selv og parforholdet også havde medført færre sygedage. Som yderligere en sidegevinst begyndte de at leve sundere og fik et bedre helbred.

2. Fokus på tid og kvalitet

Forestil dig, at du er på dit arbejde. Du ved præcis, hvad du skal gøre, hvilke krav der stilles, og hvad der forventes af dig.
Men lige så snart man kommer hjem til familien, er der for de fleste mennesker ingen fast struktur, hvilket kan skabe rod, frustration, stress og skuffede forventninger.

Hvis man er lige så ustruktureret på sit job, som mange er sammen med familien, så risikerer man at blive sagt op. Forestil dig, at du kom på arbejde, og sagde: "Jeg har mest lyst til at gøre det-og-det i dag, men jeg har overhovedet ikke lyst til det-og-det". Dette ville sandsynligvis ikke vække begejstring hos din chef. Ej heller ville for mange hovsaløsninger skabe jubel.
Hvis hverdagen i familien er mere lystbetonet end pligtstyret, og der mangler struktur og orden, kan det som på en arbejdsplads give "røde tal på bundlinjen" i form af uro og grundlæggende utryghed hos både børn og voksne. Familien skal naturligvis ikke køres som en velsmurt militærmaskine, men der skal findes en balance mellem spontanitet og aftalte måder at være på.

Et godt og solidt parforhold kræver lige så stor indsats og opmærksomhed, som et job. Hvis man ikke udvikler sig, risikerer man at gå i stå, eller at gå baglæns. Der skal både være lethed og faste rammer. Dog er det sjældent nemt selv at se, hvad der skal til. Hvis det havde været let, havde man jo nok gjort det for længe siden…

Slusetid og struktur

Samvær, nærhed og alenetid – her er mine erfaringer med hvilken struktur, der virker bedst i en familie:

Om morgenen står I op på samme tidspunkt og klarer jeres forskellige morgenritualer. Hvis I har børn, er der derefter børnetid. Inden I tager af sted på arbejde, sidder I alle og spiser morgenmad med fokus på hinanden – uden forstyrrelser af mobiltelefon, avis, TV eller lignende.

Tiden efter arbejde indtil sengetid bør opdeles i fem faser:

1) Efter arbejdsdagen vil den, der er først hjemme, tage imod den anden, og byder måske på fx en kop kaffe eller lignende. Skab en god og ærlig kontakt uden forstyrrelser af nogen art. Fortæl din partner, hvordan din dag har været, og lyt til din partner med nærvær og interesse.

2) Herefter er det familietid indbefattet madlavning, spisning (fokus på hinanden!), afrydning, opvask, tandbørstning, godnatlæsning, osv.

3) Tredje punkt på aftenen er alenetid, hvilket er fx en halv eller hel time uden forpligtelser over for hinanden. De små børn er lagt i seng, og de større børn passer sig selv. I gør, hvad det passer jer, hver især.

4) Efter alenetid kommer par-tid. Her afsætter I tid til at brygge en kop te eller åbne en godnat-bajer, sidde over for hinanden og være sammen. Måske taler I, måske sidder I bare og holder hinanden i hånden. **Den Anerkendende Selvansvarlige Dialog (fra kapitel 1) er særdeles velegnet her.** Par-tiden handler primært om jer som par. Nærværet her vil styrke dig, styrke din partner, jeres samhørigheds-følelse og dermed resten af familien.

5) Sidste punkt på dagen er, at I går i seng samtidig. Slut gerne dagen af med at nævne noget, I er taknemmelige og glade for, og som I værd-sætter, især vedrørende partneren. Når I går i seng samtidig, er der også større sandsynlighed for sex. Husk altid at sige godnat til hinanden.

Ovennævnte kan ses som **forslag** til en måde at skabe struktur i familien på. Prøv det af i tre måneder, og find derefter ud af, hvad der passer jer bedst i jeres situation og for jeres hverdagsliv.

Forskellige indstillinger

I parforholdet kommer man både til på den ene side at ligne hinanden mere – og på den anden side at polarisere (det vil sige gå i hver sin retning på bestemte områder) og man kan blive enormt forskellige. Både politisk, ordensmæssigt, økonomisk, religiøst, i opfattelsen af børne-opdragelse og så videre. Imidlertid kan både ligheder og forskelle ses som enten ulemper eller fordele. Det er alt sammen valg, vi hver især tager. For eksempel kan en hammer bruges til at bygge et træhus – men man kan også smadre butiksruder med den. Hammeren i sig selv er bare et neutralt redskab.

Hvis den ene i parforholdet er samler, og den anden er spreder, kan man vælge at føre krig, eller man kan drage fordel af hinandens styrker. Samleren kan være den sparsommelige (nærigpinden), der sørger for, at der i god tid bliver sparet op til ferien. Dermed har familien råd til at tage af sted. Sprederen kan være den generøse (ødeland), der sørger for, at det bliver en fantastisk god ferie, hvor man trykker den max af.

Den modsatte situation er, at man vælger at lade sprederen tage ansvaret for at spare op i hverdagen, så der ikke er råd til at tage på ferie. Og hvis man endelig kommer af sted, bliver det en discount-ferie, for det sørger samleren for.

Det kan være en stor fordel, at I er forskellige – men kun hvis man føler tryghed, har tillid til hinanden og respekterer hinandens forskelligheder. *Din partner tager ikke fejl. I har blot forskellige opfattelser af noget bestemt.*

Hvis man har en adfærd eller holdning, der er uhensigtsmæssig, fx er utilfreds med sin partner og skælder ud eller holder mund, kan det være svært at ændre, men det er stadig et valg. Specielt hvis man har tillært sig nogle vaner i sin barndom, eller hvis man har traumatiske oplevelser med hinanden eller fra tidligere parforhold. Men heldigvis er det aldrig for sent at opløse blokeringerne og genfinde respekten for hinanden. Ikke mindst for børnenes skyld.

Timing og formulering

Nogle gange får jeg stillet følgende spørgsmål: "Må jeg i et parforhold altid sige, lige hvad der falder mig ind?" Mit svar er: "Bestemt nej!" Mange mennesker (oftest mænd) har svært ved at udtrykke deres følelser, og mange andre mennesker (oftest kvinder) lader deres følelser styre deres liv. Begge dele er henholdsvis hæmmende eller skadeligt.

Ærlighed er en relativ størrelse. Man kan naturligvis være lige så ærlig, det skal være, men det kan have nogle alvorlige konsekvenser ikke at overholde nogle vigtige principper (eller færdselsregler) i parforholdet.

Selvfølgelig er det besværligt at skulle vente med en frustreret bemærkning, til tiden er passende. Og måske endnu sværere at få den formuleret ordentligt, så den har den mest hensigtsmæssige positive effekt, set i en større sammenhæng.

Men hvis du ønsker dig et godt parforhold med en glad partner, skal du lægge energi og kræfter i dit valg og din timing af, hvad du siger. Naturligvis også i formuleringen. Det er vigtigt både at vide, hvad man skal sige, og hvad man IKKE skal sige til sin partner. At nogen tror, at man kan sige hvad-som-helst til hinanden, bare fordi man er blevet gift, er en stor fejltagelse. Kvinder har deres veninder at snakke med, når de har brug for at snakke rigtigt meget og længe. Det betyder ikke, at man ikke også taler dybt med sin partner. Det er blot måden, omfang, ordvalg og varighed, der er den afgørende forskel.

Både mænd og kvinder har både det maskuline og feminine i sig. Den feminine (følelsesmæssige) side vil buse ud med alting med det samme, mens den maskuline (rationelle) er klar over, at det vil være fornuftigt lige at "holde hestene". Begge dele er OK og skal afstemmes inde i den enkelte person. Blot skal I være enige om sted, tidspunkt, rammer og kommunikationsregler. I skal forventningsafstemme med hinanden. Så kommer det til at gå meget nemmere.

Løft stemningen med handling

Hvis du mærker en negativ stemning i parforholdet, kan I udføre følgende lille øvelse:

Stil din partner spørgsmålet: "På en skala fra 1 til 10, hvor 1 er megadårligt og 10 er super-godt, hvordan har du det med vores forhold nu?"

Når din partner har sagt et tal på skalaen, (og du har gjort det samme for dig selv), skal du derefter stille din partner følgende spørgsmål: "Hvad vil du gerne have at **jeg** gør, som kan løfte temperaturen i vores parforhold én grad?" Dette spørgsmål skal du stille et bestemt antal gange, nemlig i forhold til førnævnte skala. Hvis din partner var på syv, skal du stille det samme spørgsmål [tre] gange (Fordi ti minus syv er lig med tre.)

Du skal give din partner tid til at overveje sine svar. Bed din partner om at være konstruktiv, konkret – og undlade at bruge ordet "ikke". Eksempler på svar kunne være: "Reparere afløbet. Smile noget mere. Tage initiativ til og arrangere kæresteweekend." Skriv omhyggeligt alle svarene ned på et stykke papir.

Når din partner er færdig, skal du stille følgende spørgsmål: "Hvilke [tre] ting kan du <u>selv</u> gøre, for at løfte temperaturen i vores parforhold én grad?" Ved at stille dette opfølgende spørgsmål, sætter du forholdet tilbage på lige fod og i øjenhøjde i et ægte partnerskab. Det giver også din partner chancen for at tage ansvar for selv at gøre noget. For at få succes med parforholdet, skal begge parter bidrage og yde en (forskellig) indsats. Svarene skal skrives på det andet stykke papir.

Derefter bytter I, så din partner er den, der stiller spørgsmålene. Til sidst bytter I det ene ark papir, så I hver især har to stykker papir med det, I selv skal gøre. Læs dem hver især højt for hinanden. Gem dine sedler og kig på dem en gang imellem. Det er et helt konkret værktøj og en opskrift til at forbedre stemningen og humøret for jer.

Eksempel på tid og kvalitet

En forjaget hverdag og en uhensigtsmæssig struktur var ved at
ødelægge Christina og Daniels ægteskab. De valgte at gå i parterapi for
at komme videre. Det lykkedes.

Christina og Daniel blev gift for otte år siden og har en pige på fire og
en dreng på syv år. Forældrene har jobs som henholdsvis butiksansat og
rengøringshjælp. Hverdagene bestod af hektiske aktiviteter, hvor alting
var forjaget. Børn, der skulle hentes og bringes, skole, fritidsaktiviteter,
indkøb, madlavning – og aldrig tid nok til sig selv og hinanden. Når
børnene var puttet, sad Christina og Daniel ofte ved hver deres PC eller
foran fjernsynet, hvorefter de trætte faldt om på sengen – og næste dag
startede det hele forfra. Daniel stod normalt op kl 06, gik på
badeværelset og vækkede derefter børnene. Christina stod op kl 07, tog
sig en hurtig kop kaffe og drønede af sted til skole med den ældste.
Daniel mødte lidt senere, og spiste derfor morgenmad med datteren og
afleverede hende i børnehaven.

Om aftenen gik Daniel og Christina sjældent i seng samtidig, fordi
Christina er B-menneske. Daniel gik som regel i seng ved 22-tiden,
mens Christina sad oppe længere.

Deres sex-liv var gået helt i stå, og romantikken var forsvundet. Det var
kun børnene, praktiske gøremål og økonomien, der bandt dem sammen
som par, og dette var grunden til, at de opsøgte mig. De ønskede ikke,
at deres børn skulle lære, at denne måde at leve i parforhold på var "det
gode liv". De ønskede at blive bedre rollemodeller for deres børn. De
havde talt med nogle af deres venner om hverdagen, fremtiden og livet,
og var blevet klar over, at tingene kunne og skulle ændres til et
hverdagsliv med stjernestunder og kvalitet i stort som i småt. Det gik
også op for dem, at det nok var nødvendigt at opsøge en professionel
neutral terapeut, for at få parforholdet til at fungere igen. Selv om de
syntes, at parterapi var temmelig dyrt, valgte de at prioritere denne
investering. Til gengæld valgte de at gøre sommerferien så billig som
mulig og holde den hjemme det år, fordi de anså parterapien for

værende mere vigtig på længere sigt, både for dem selv, for parforholdet og for børnene, end en dyrere ferie i udlandet ville være.

Som noget af det første talte vi om en helt ny struktur i hverdagen, dels i morgenritualerne og dels i inddelingen af de fem faser om aftenen efter arbejdstid. Det var en dramatisk øjenåbner for dem begge, da de opdagede, at blot "små skru på knappen" kunne gøre en betydelig forskel. Allerede efter få dage mærkede de nemlig en positiv effekt, både hos hinanden, men også på børnene, der ret hurtigt blev mindre opmærksomhedskrævende.

De begyndte at stå op samtidig, og dermed tog de begge ansvar for dagens begyndelse. Dette skabte en positiv ændring for hele resten af dagen, både på jobbet og i familien om aftenen. Daniel havde hele tiden gerne villet spise fælles morgenmad, men det var bare aldrig blevet til noget. Efter de var startet i parterapien, følte de sig begge forpligtet af mine forslag, og derfor lykkedes det dem at etablere et hyggeligt og roligt morgenritual sammen med børnene.

Efter arbejdstid fik de styr på, hvordan de skabte en god kontakt med hinanden med den såkaldte "slusetid", når de kom hjem. En gang imellem var det den ene, og andre gange var det den anden, der kom tidligst hjem, men det føltes dejligt at blive "taget imod" af sin partner, og mærke en god kontakt med nærvær og lydhørhed. Det tog nogle uger for børnene at lære, at de ikke skulle forstyrre forældrene i slusetiden.

Med de nye tiltag opdagede Christina og Daniel, at det var OK om aftenen, efter at børnene var puttet, at have alenetid, hvor de, uden at være forpligtede af hinanden og uden dårlig samvittighed, kunne gøre, hvad der passede dem. Christina begyndte at dyrke yoga i dette tidsrum, mens Daniel ofte var på Nettet og Facebook. De kunne også finde på at sidde og se en film sammen.

I partiden fik de kommunikeret med hinanden på en nærværende måde. Nogle aftener sad de bare med hinanden i hånden nogle minutter. Andre gange planlagde de fremtids-aktiviteter. Men ofte brugte de Den Anerkendende Selvansvarlige Dialogform til at drøfte svære emner. De sørgede for hver især at få taletid, og partneren kvitterede med forståelse efter hver eneste sætning. Langsomt fik de genopbygget det gode og det positive i deres parforhold. Når de ind imellem havde travlt, eller var meget trætte, blev partiden begrænset til 5-10 minutter, men de opdagede vigtigheden af at runde dagen af på en ordentlig måde.

Og de oplevede tilfulde effekten af de tre vigtige kontaktpunkter med hinanden i løbet af dagen, nemlig morgenmaden, slusetiden og partiden.

Endvidere blev de bedre til at udtrykke, hvad de selv gerne ville have af partneren. Det var en stor lettelse for dem begge, at de helt konkret vidste, hvad der gjorde partneren glad. Ikke mindst dét at blive hørt, anerkendt og respekteret af sin partner, gjorde en kæmpe følelses- mæssig forskel for dem.

Sexlivet krævede en helt speciel indsats. Dels fik de genindført faste kæreste-aftener en gang om måneden, hvor de fik børnene passet og tog i biografen eller anden underholdning. Hvert kvartal skiftedes de til at arrangere kæreste-weekend, som helst skulle være i en anden by, og allerhelst i et andet land. På min anbefaling begyndte de at spille "Monogamy", som er et sensuelt brætspil for par. Det minder lidt om "Matador", blot med intimitet i parforholdet. Endvidere gik de et par gange til tantra-massage, hvor de lærte at massere hinanden på en sensuel måde. Alle disse tiltag fik sex-livet til at blomstre op, til begges store fornøjelse. Sex, intimitet og sensualitet er limen mellem parforholdets mursten. Lyst til sin partner er ikke noget, man automatisk har, når man er børnefamilie eller har været sammen i mange år. Det er noget, man **får sig** (*refleksivt pronomen*) med en aktiv indsats. Det kommer ikke af sig selv eller er noget, man bare får. Det skal med andre ord skabes af en selv.

Alt i alt bar deres indsats frugt, og alle områder af deres liv havde fordel af det. Glade og afbalancerede voksne – glade og afbalancerede børn.

3. Uindfriede forventninger

Problemet med uindfriede forventninger opstår, når enten den ene part eller måske begge får en følelse af, at partneren ikke har gjort nok for parforholdet. Alt for ofte forventer vi, at vores partner er på en bestemt måde. Imidlertid er det vores egne forventninger, der skaber skuffelser, i stedet for anerkendelse af, hvad partneren i øvrigt er og gør.

Konsekvensen i parforholdet kan være frustration over alt det, der bliver gjort på en anden måde, end vi forventede, brudte løfter eller manglende samhørighed. Det kan skabe en utryg, frustreret og respektløs stemning, hvor lunten er kort, og skænderierne hyppige og langvarige. Dagevis med isnende kulde og sur tavshed er ødelæggende. "Kærlighedsbeholderne" er tomme, så der ikke er mere at give af. Ingen af parterne føler sig elsket, mødt eller forstået.

Løsningen er at blive bevidst om, at kærlighed er et valg, der kan munde ud i følelser. Efter forelskelsesfasen skal pligt komme før lyst. Lyst skabes og kommer sjældent af sig selv. En måde er at være tilfreds med det, du allerede har, i stedet for at forsøge at få din partner til at leve op til dine forventninger. Hvordan har du det i øvrigt selv med at blive accepteret og anerkendt som den, du er, og for det, du gør?

Der skal genskabes tillid, tryghed og respekt for hinanden ved at åbne op for kommunikationen på en hensigtsmæssig måde og forventnings-afstemme med hinanden. Det gælder om at få skabt et overblik over, hvad det vil sige at leve i et parforhold, og hvordan det er muligt for begge parter at få det, de gerne vil have. Forventningsafstemning skal læres. Det kommer ikke af sig selv, og især efter mange år sammen, tror mange par, at de kender hinanden bedre, end de reelt gør, hvilket gør, at frustrationer og skuffelser kan opstå. Det gode forhold kan heldigvis genetableres, men forudsætter både motivation, færdighedslæring og holdningsbearbejdning.

Parforholds-huset

Man kan på en måde sammenligne parforholdet med en bygning
bestående af 1) et fundament, 2) to søjler, og 3) taget.

1) Fundamentet, grundmuren eller basis i parforholdet er **Tillid,
Tryghed og Respekt for hinanden** (se kapitel 4).

2) Bygningens to søjler hviler på "fundamentet" og holder "taget" oppe.
Rent symbolsk er det jeres **følelser for hinanden og kærligheds-
sprogene** (se kapitel 7). Søjlerne er hver jeres kærligheds-beholder, der
begge skal fyldes op af både dig selv og af din partner. Hvis søjlerne
ikke er solide og i balance, eller hvis beholderne er halvtomme eller helt
tomme, vil "taget" på et tidspunkt bryde sammen.
Et andet billede på søjlerne er en følelsesmæssig bankkonto. Hvis der er
rigeligt med penge på kontoen, gør det ikke noget, at man trækker et
større beløb ud. Derimod vil der blive ballade med banken, hvis der kun
står lidt på kontoen, og man forsøger at hæve selv et mindre beløb.

3) Taget på huset beskytter mod vind og vejr. I overført betydning er
tagkonstruktionen **det værdisæt, parterne har aftalt**, der beskytter mod
de uundgåelige problemer og fortrædeligheder, der automatisk dukker
op i hverdagen. (Se senere i dette kapitel).
Værdisættet/forventningsafstemningen går altid forud for følelserne og
ligger "øverst".

Taget, søjlerne og fundamentet i parforholdshuset er alle lige vigtige,
hvis I vil have et godt og lykkeligt parforhold.

Man kan også sammenligne med en brændeovn, som man først skal
give noget, inden man kan forvente at få noget til gengæld. Du kan ikke
sige til ovnen: "Jeg fylder dig først med brænde, når du har givet mig
varme." Vær opmærksom på, at I sjældent skal give hinanden det
samme, men derimod give den anden, hvad den anden gerne vil
have/har brug for – også selv om det måske virker pjattet, ligegyldigt,
besværligt eller irrelevant. Begge parter skal gøre dette for den anden,
da det er den eneste sikre måde for begge at kunne mærke kærligheden
på.

Forventningsafstemning /værdiafklaring

Forberedelse og vedligeholdelse er vigtigt for et godt parforhold. Både i de små og store ting. Forventningsafstemningsskemaet (eller værdiafklaringen) i fem trin er en fantastisk god start på et hvilket som helst parforhold – og løbende undervejs, hvis man ønsker, at det hele livet igennem skal være lidt lettere og sjovere at være sammen.

1) I tager hver et ark papir og beskriver med korte, positive sætninger i nutid jeres syn på, hvad et tilfredsstillende kærlighedsforhold (eller fx ferien) bør indeholde. I kan medtage kvaliteter, som I allerede har i forholdet, men også alle de andre kvaliteter, som I kunne ønske jer.

2) I viser hinanden jeres sætninger, og lader jer inspirere af hinanden, hvis der var noget, den anden har glemt og også gerne vil have med.

3) Nu prioriterer I samtlige punkter på hver jeres liste med et tal fra et til fem. Et betyder "meget vigtigt" og fem betyder "mindre vigtigt".

4) Derefter skal I sammen forsøge at finde frem til et fælles parforholdssyn. I skiftes nu til at nævne et punkt, som bliver skrevet på en lille lap papir, startende med det vigtigste. Nummer to lap papir lægges på bordet over eller under den første lap papir. De følgende papirer placerer I blandt de foregående i forhold til deres vigtighed. På den måde kan I rykke alle lapperne frem og tilbage på bordet og finde en passende rækkefølge, som I er enige om.

Hvis I er helt uenige om vurderingen af et punkt, eller det kun er den ene af jer, der har skrevet denne sætning, skal den slet ikke tages med.

5) Skriv rækkefølgen af lapperne ren, og print ud. Sæt denne liste op et sted, hvor I kan se den dagligt, fx på indersiden af skabslågen i soveværelset. Eller tag den med på ferien, hvis dette var formålet.

Denne øvelse bør gentages mindst en gang hvert eneste år.

Dette er jeres grundlæggende fælles værdisæt, som står over alt muligt andet, også frustrerede følelser, højlydte meningsudvekslinger og lignende. Det er fyrtårnet i jeres parforhold, der kan lede jer på rette vej.

Mandens og kvindens JA til hinanden

Et godt parforhold handler om at **give**, og når begge gør dette, mærker
de samtidig, at de også **modtager**.

Jeg har hørt en del par sige, at de finder nedenstående to eksempler
med hotellet og overbærenheden meget gammeldags – men faktum er,
at det virker. Manden og kvinden får hver især, hvad de vil have.

Mandens JA

Hvis du er mand, så tænk på dig selv som en service-orienteret tjener på
et luksus-hotel, der vil gøre alt for, at VIP-gæsten (kvinden) er glad og
tilfreds. Room-service 24 timer i døgnet. I jeres parforhold indbefatter
dette, at du først og fremmest begærer hende, rummer hendes følelser,
respekterer hende og sørger for at hun har det godt. Du støtter hende og
accepterer hende, præcis som hun er. Du top-prioritere hende det meste
af tiden og udtrykker dine egne følelser klart og tydeligt. Du stoler på
hende og kan sige undskyld, når du har dummet dig. I griner sammen,
og du sørger for, at I er i forbindelse med hinanden i løbet af dagen. Du
gør hendes problemer til dine problemer, og du skaber alenetid for jer.
Du viser både hende og andre mennesker tydeligt, at hun er det bedste,
der nogensinde er sket for dig i dit liv. Det bliver du ved med, også selv
om I har været sammen i rigtigt mange år.

Det kan lyde som hårdt arbejde for manden, men hvad får han så til
gengæld for sine anstrengelser? Han får det samme som ansatte på et
hotel, nemlig løn, drikkepenge og et alsidigt, spændende arbejde.

Mandens "løn" og "drikkepenge" er et fantastisk parforhold med en
glad og lykkelig kvinde. Hun anerkender og respekterer ham, roser
ham offentligt, ser igennem fingrene med det, han ikke gør godt nok,
påskønner alt, hvad han gør for hende, gør ham tjenester og hjælper
ham. Hun fokuserer på hans styrker, og vender det blinde øje til hans
svagheder. Hun lader ham hjælpe sig, og med et smil eller nik tager hun
imod hans gaver og hans hjælp. Hun viser, at hun ikke er ligeglad med
sig selv, ved for eksempel at holde sig flot og lækker, samt at hun bliver
ved med at flirte med ham, uanset hvor mange år, de har været
sammen.

Kvindens JA

En af måderne, at du som kvinde kan gøre din partner til den mand, du gerne vil have (eksempelvis en stor, stærk, maskulin mand), som vil give dig al den kærlighed, rummelighed og begær, du ønsker dig, er at sige JA i stedet for NEJ. At slippe kontrollen og at satse mere på at få kærlighed end RET.

Coach *Lis Goberg* har beskrevet 13 ting, kvinden kan gøre for sin mand, for at få kærlighed i sit parforhold. Af pladshensyn har jeg kun medtaget 6 af dem her.
Resten står på hjemmesiden www.parforhold-parterapi.dk

1) **Sig ja til din mand** – hver gang han får lyst til dig. Også selv om du ikke lige har lyst. Den kommer jo…
Din mand elsker, når du er glad og legesyg.

2) **Sig ja til din mand** – når han køber en ny ting til boligen. Også selv om du ikke kan lide den. Han kan jo lide den…….
Din mand elsker, når du er glad og positiv over for hans idéer.

3) **Sig ja til din mand** – når han forkæler dig. Også selv om han forkæler dig med det, han selv har lyst til, for eksempel en biograftur til en drengerøvsfilm.
Din mand elsker, når du er glad og åben.

4) **Sig ja til din mand** – når han giver dig en gave. Også selv om det er noget, du ikke ønsker dig.
Din mand elsker, når du er glad og roser ham for hans valg.

5) **Sig ja til din mand** – når han gør dig en tjeneste. Også selv om han gør det, du mindst ønsker dig.
Din mand elsker, når du er glad og taknemmelig for det, han gør for dig.

……

…og her springer vi lige til punkt #13) **Sig ja til din mand** – hver dag, hver gang, altid. Også selv om du ikke forstår betydningen af det.
Din mand elsker, når du er glad og taler til ham fra dit åbne og varme hjerte.

Lis Goberg

Mandens og kvindens JA

Både kvinden og manden skal sige JA til hinanden. Det kan vi nok hurtigt blive enige om.
Men deres JA er forskelligt! Mange føler, at deres partner formentlig har det på samme måde, som dem selv, men det er sjældent tilfældet. Det har mange svært ved at forstå.

Hvis du skulle vælge kun en af tingene, hvad ville du så helst have:
Ret eller kærlighed?
De fleste (alle) mennesker siger, at de vil have kærlighed i deres liv – MEN deres adfærd viser dog samtidig, at de for alt i verden vil have RET (og deres partner tager fejl). Derfor går det så ofte galt.

For både manden og kvinden gælder det, at hvis de vil **have** noget andet, end det, de har fået hidtil, må de nok **gøre** noget andet, end det, de har gjort indtil nu. I parterapien har man mulighed for at blive klar over, at det, der føles let for en selv, kan være meget svært for partneren at gøre eller være. Viden om dette kan ændre ens holdning og adfærd, hvilket kan gøre det meget lettere og sjovere at være partner.

Definitionen på kærlighed er at give sin elskede det, han/hun gerne vil have. Når begge gør dette, mærker de kærligheden. Så kærlighed er helt grundlæggende et **valg,** inden der kan komme følelser ud af det. Nogle gange skal man vælge at gøre noget, man egentlig ikke har lyst til, for at kunne skabe lysten hos sin partner og dernæst en selv.

Begge parter i parforholdet skal yde noget, for at få det, de gerne vil have. Alt for mange mennesker har sat LYST før PLIGT. Samtidig kan de ikke forstå, hvorfor de ikke får det, de gerne vil have. Nogle gange kræver det meget større indsats, end man er klar over, Og man skal vide, at partneren nogle gange ønsker sig noget andet, end det, man selv vil have. Vær nysgerrig på din partner – resten af dit liv.

Eksempel på uindfriede forventninger

Edith og Frank havde levet sammen i næsten 24 år. De var veluddannede med gode jobs og havde en voksen datter og to halvvoksne sønner. Men deres parforhold var på randen af sammenbrud, da de kontaktede mig

Når de skulle på ferie, havde det i mange år været sådan, at Frank spontant besluttede, hvornår og hvor de skulle hen. Det havde han altid haft det bedst med, og sådan var det blevet. Han kunne lide den frihed, det gav, og at han bestemte. De tog altid nye steder hen, og han var god til at finde billige afbudsrejser.

Men Edith brød sig egentlig ikke om de spontane beslutninger – hun kunne lide det forudsigelige. Det havde hun bare ikke været klar over, indtil det pludselig blev for meget for hende. Hun havde udviklet en alvorlig helbredsmæssig udfordring, og var opmærksom på, at den kunne være psyko-somatisk (at krop og psyke hænger sammen). Indtil da havde hun bare prøvet at følge med, så godt hun kunne. Hun havde altid mange planer i sit hoved, men havde haft svært ved at komme ud med dem og få dem konkretiseret. Hun havde heller aldrig nogen sinde haft mulighed for at glæde sig ordentligt til en ferie, fordi disse altid opstod så pludseligt. Hun var også blevet mere og mere negativ og kritisk over for Frank gennem årene.

Endvidere havde hun i sin barndom og opvækst haft en meget dominerende far og en underkuet mor, så hun var opdraget til, at manden bestemte, og at kvinden holdt sin mund.

De var velhavende, og Frank havde henvendt sig til mig, fordi han var i stand til at gennemskue, at en skilsmisse med salg af hus, deling af virksomhed mv. ville koste dem begge mere end en million kroner. Derfor valgte de at investere et relativt langt mindre beløb i intensiv parterapi over de følgende måneder. Parret havde stadig varme følelser for hinanden, selv om skænderier og frustrationer havde taget overhånd. De henvendte sig til mig for at redde parforholdet.

Som uvildig og professionel hjalp jeg dem med at få forventningsafstemt og værdiafklaret med hinanden. Det drejede sig om både den årlige tilbagevendende forventningsafstemning, om hvad der var vigtigt for dem i deres liv generelt, men også de enkelte afstemninger, inden de skulle på fx ferie eller i biografen mv.

De valgte deres bryllupsdag som det årligt tilbagevendende tidspunkt, hvor de sammen brugte en hel dag på at tænke over og evaluere det forgangne år. Yderligere kiggede de også et år fremad og snakkede om hvad de her kunne ønske sig. Men vigtigst af alt, brugte de adskillige timer på forventnings-afstemningen. I detaljer blev de i vores forløb enige om ni punkter, der var supervigtige og fælles for dem begge. Disse var en årlig skiferie, sex mindst en gang om ugen, skiftevis at tage ansvar for en kvartalsvis kæreste-weekend, altid at overholde slusetiden om eftermiddagen, at køkkenet altid var ryddet op til sengetid, samt at prioritere hinanden før børnene og barnebarnet. De skulle også langsomt inde i sig selv tælle til ti, hvis partneren sagde eller gjorde noget i forbindelse med børnene, som man var uenig i. Der var en øvre økonomisk bagatelgrænse på 4.000 kroner om måneden som personligt råderum, samt at alle ferier skulle planlægges i fællesskab.

Da de fandt deres fælles værdisæt, blev det pludselig meget lettere at komme over de daglige genvordigheder, herunder frustrationerne over henholdsvis spontaniteten og planlægnings-behovet. Følelserne blev udtrykt og respekteret, fordi forventningsafstemningen/værdisættet, som de begge var blevet enige om og som var klar og tydelig, stod over alt andet, også følelserne. Der kom balance mellem det rationelle og følelserne.

Ediths negativitet havde været en stor belastning for Frank. Han følte sig kritiseret og bebrejdet, og det kunne til tider resultere i et voldsomt vredesudbrud fra ham, hvilket føltes som overgreb for hende.

Jeg hjalp dem med at forstå, hvorfor mænd kan blive frustrerede over deres kvindes negativitet, og hvorfor kvinder bliver irriterede over mændenes lalleglæde (overdrevne positive holdning). Først og fremmest tydeliggjorde jeg den store forskel mellem mænd og kvinder – eller rettere det maskuline/rationelle og det feminine/følelsesmæssige i os alle sammen. At respektere hinanden er at anerkende forskellene.

For at kunne forstå, hvorfor kvinder generelt er så negative/kritiske, skal vi omkring 30.000 år tilbage. Mandens job var at bringe mad hjem, og kvinden skulle passe afkommet. Derfor udstyrede naturen manden med en positiv holdning til sin jagt. Det kan godt være at han forsøgte at fange dyret ni gange, og det lykkedes først den tiende. Hvis han imidlertid brugte ressourcer på at bebrejde sig selv sit manglende held (de ni gange), ville han nok på et tidspunkt føle, at han var for stort et fjols til at jage og derfor give op. Dermed ville hans familie dø af sult.

Naturen udstyrede kvinden med en negativ (eller rettere skeptisk) holdning til de daglige oplevelser af en god grund. Dette blev lettere at forstå, da jeg skitserede to forskellige situationer for Frank og Edith: "Fortids-familien kommer frem til en lysning i junglen. 1) Den ene type kvinde går glad frem og nyder solens varme stråler. 2) Den anden type kvinde ser mistroisk op mod himlen for at spejde efter flyvende rovdyr. Hvem af disse to typer har mon størst sandsynlighed for at overleve vildmarken for 30.000 år siden?" Når vi føler os pressede, overtager vores krybdyrhjerne allerbagerst i hjernen vores beslutninger og adfærd, og vi reagerer automatisk – også selv om det ikke er særligt fornuftigt eller rationelt i den tid, vi lever i nu.

Edith og Frank klarede sig igennem de parforholdsmæssige udfordringer og lærte helt nye måder at kommunikere på – til glæde både for dem selv og børnene. De blev klar over hvor vigtigt det var at sige ja til hinanden – på hver deres måde. De blev også klar over, at hvad de selv fandt let at gøre, bestemt ikke behøvede at være nemt for partneren. På den måde fik de dæmpet forventningerne til hinanden, så det fandt et realistisk leje. De begyndte også at respektere hinanden for forskellighederne og være mere rummelige.

Da de fik mere overskud, blev det også lettere for dem at give partneren, hvad partneren gerne ville have. Jo mere de gav, jo mere fik de igen, men vel at mærke hvad de selv ønskede sig. Det var ikke nemt for Edith at skulle se igennem fingre med Franks sære tilbøjeligheder eller glemsomhed, men da hun selv opdagede, hvor meget kærlighed og nærvær det frembragte i Frank, blev det lettere og lettere. For Franks vedkommende var det overordentligt svært at holde fokus på sin kone i længere tid ad gangen, og han følte, at han stod på pinde for hende som en slags slave. Men da han efterhånden fik hendes anerkendelse og respekt, samt at hun smilede meget mere til ham, blev hans lyst til at gøre noget for sin Edith betydeligt større.

Parforholdet blev reddet, så de undgik at skulle sælge huset og ødelægge deres indtægtskilde i deres fælles-ejede virksomhed. Edith fik det fysisk meget bedre, og de helbredsmæssige symptomer forsvandt. Som en ekstra bonus blev de begge i stand til at holde op med at ryge, uden at falde tilbage igen.

Endvidere opdagede de, at deres nye holdning til hinanden ændrede deres måde at prioritere på, så de i højere grad var i stand til at nyde deres velstand og privilegerede liv.

4. Det vigtigste i parforholdet

Mange føler sig ignoreret, overset, tilsidesat eller afvist af partneren, og følelsen af at være værdsat og elsket forsvinder. En at grundene kan være, at vi alt for ofte prioriterer både børn, job, familie og venner før vi tænker på os selv, hinanden og parforholdet.

Hvis vi glemmer at tænke på os selv og hinanden, kan nogle af konsekvenserne være smertefuldt fravær af tillid, tryghed og respekt for hinanden. Måske er der også kritik og foragt. Hvis dine behov ikke bliver mødt, kan du føle dig meget alene i dit parforhold.
Overvej endvidere et øjeblik, hvordan du ville have det, hvis du har et vanskeligt parforhold, og dine børn lærer at opføre sig i deres voksenliv, som de i deres barndom har set du og din partnere agere?

En løsning på prioritets-problemet kunne være at sætte sig ind i Parforholdets Principper, for på den måde at blive bevidst om de mekanismer, der får både en selv og partneren til at **føle** sig ignoreret, kritiseret eller afvist – og blive klar over, at følelsen måske gælder begge veje. Mange er så optaget af deres eget, at de ikke er klar over den skade, de ubevidst forårsager hos partneren.
Det er utroligt, så ofte folk siger til mig: "Nu ved jeg, hvorfor jeg i sin tid blev skilt. Det var fordi jeg prioriterede (henholdsvis) børn/job højere end min ægtefælle…"

I trafikken er der færdselsregler, der skal kendes, læres og bruges, for at alle kommer sikkert frem, og der ikke sker ulykker. Nogenlunde det samme gør sig gældende i parforholdet. En forventnings-ændring hos begge er ofte nødvendig, for at få et andet resultat, end det, man har haft hidtil.

Tillid, tryghed og respekt for hinanden

Et godt parforhold består grundlæggende af tillid, tryghed og respekt for hinanden. Fravær af disse kan afstedkomme store problemer – ikke kun i parforhold. Hvis du har det svært med din partner, får du her nogle tips, der kan hjælpe dig til at løsne knuden.

1) Tillid **oplever** man, når man mærker fx ærlighed, integritet, loyalitet og accept. Den tillid betyder også, at man tror på, at partneren holder løfter, rummer betroelser – og altid vil forblive i parforholdet, også når det udfordres.
Tillid **skabes** ved at erhverve sig selv-tillid. Det kommer ikke udefra, men starter med dig selv.

2) Tryghed **opleves** blandt andet ved, at partneren siger tingene på en ordentlig måde, og at det er rart at komme hjem.
Tryghed **skabes** ved første og fremmest at have selv-omsorg og ved at skabe selv-støtte og tryghed i sig selv. Det vil sige, at man undgår at blive afhængig af trygheden fra en anden/noget andet.

3) Respekt **opleves** ved, at partneren respekterer en for at være den, man er. Det betyder også at holde aftaler og komme til tiden. Respekt **skabes** ved selv-respekt, det vil sige, at kunne stå op for sig selv, have sunde, naturlige grænser, et højt selvværd – OG at vise dyb og ærlig respekt for andre, at forvente respekt, samt at kunne sige til og fra.

Ofte glemmer vi i tide at sætte pris på, hvad vi har og er beriget med, fordi vi tager hinanden for givet, eller det er blevet hverdags-rutine.

Du skal kunne give, før du kan forvente at få noget.
Så hvem og hvad **er** du som partner for din partner?

Det handler ikke om at blive lykkelig, men at blive lykkeligere. Skridt for skridt.

Du har selv nøglen til det lykkelige parforhold. Den sidder på indersiden af døren.

Tillid, tryghed og respekt for hinanden er fundamentet i et parforhold.

Prioriteringstrekanten

Vores prioriteringer i livet gælder eksempelvis penge, tid, boligen – og vores relationer. Det er faste størrelser og rammer, som bliver fyldt ud. Prioritering er et spørgsmål om valg. Kortsigtede eller langsigtede med små eller store konsekvenser. 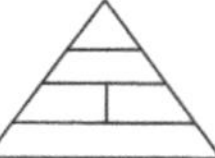

Som tommelfingerregel er den sundeste prioritering i familien følgende:

1) Dig selv øverst. Hvordan har du det med ikke at vide, hvad din partner vil have? Ikke rart, vel? Derfor er førsteprioritet, at du mærker efter, hvad du selv ønsker, og derefter udtrykker det klart og tydeligt. Dette er ikke egoisme, men derimod selvomsorg. Hav dine personlige grænser intakt.

2) Din partner som nummer to. Hvordan har du det med at blive ignoreret af din partner? Ikke rart, vel? Derfor skal også du sætte din partner som næst-vigtigst i dit liv. I skal begære, rumme og respektere hinanden. I to er parforholdet, som er rygraden i familien. Når I har det godt sammen, vil jeres børn og jobbet med stor sandsynlighed også have det betydeligt bedre.

3) Børn og arbejde. Typisk vil kvinden (det feminine i os alle) være mest tilbøjelig til at prioritere børnene/børnebørnene, og manden (det maskuline) vil prioritere jobbet/karrieren. Hvor lærer børnene noget om parforhold? Ikke i skolen, men derimod ved at se den måde de voksne er sammen på. Ikke så meget hvad de gør, men hvad de **er**. Derfor skal man prioritere sig selv og partneren før børn og arbejde.

4) Allernederst i prioriteringstrekanten bør alt muligt andet og andre få plads: Familie, venner, politik, religion, fritidsinteresser og så videre.

Rækkefølgen er imidlertid ikke statisk. Hvis du fx spiller fodbold, så sørg for at være koncentreret om at få bolden i nettet! Vær altid til stede dér, hvor du er lige nu – med ovennævnte rækkefølge i baghovedet. Du skal passe på dig selv og have en virtuel arm om din partner hele tiden.

Parforholdets Principper

I trafikken er der nogle "regler" eller principper, man bør kende og følge, for ikke at komme galt af sted. Sådan er det også i parforholdet.

Til forskel fra i bil eller på cykel handler Parforholdets Principper mest om psykologi og følelser, og er derfor betydeligt mere komplekse og svære at forstå og efterleve. Der er selvfølgelig kendte og åbenlyse retningslinjer i parforholdet. De er normalt ikke så svære at forholde sig til. Det kan fx være ikke at have hemmelige sidespring eller at snyde med økonomien. Men der er også retningslinjer, som mange overhovedet ikke er klar over, fordi de aldrig har hørt om dem eller lært dem. Det kan fx være aldrig at underkende eller offentligt skælde sin partner ud, heller ikke selv om vedkommende tager fejl eller er et stort fjols.

Den maskuline rationelle logik er meget forskellig fra den feminine, følelsesmæssige logik. Hvis den ene i parforholdet forsøger at forstå den andens logik, er det på en måde som at måle radiobølger med et litermål eller en fjedervægt. Det kan virke som uforenelige størrelser.

Derfor bør Parforholdets Principper måske også mere opfattes som værdier og konsekvenser end regler og paragraffer.

At lære Principperne i parforholdet er lidt lige som at tage kørekort: Der er både teori, teknik, praktisk bykørsel og glatbanen.
Sæt dig ind i Parforholdets Principper (blandt andet indholdet i denne bog), og respektér, at din partner kan være meget forskellig fra dig med andre holdninger, andre værdier, andre grænser, andre interesser, et helt andet følelsesregister og så videre. Det handler ikke om at være enige eller ens, men derimod om at kunne forstå og respektere hinanden.

Det værste, man kan udsætte sin partner for

Den amerikanske psykolog *John Gottman* opdagede, at der er nogle bestemte typer adfærd, der har stor indflydelse på parforholdets holdbarhed. Han fandt ud af, at de fire værste ting, man kan udsætte hinanden for i et parforhold, er dårlige undskyldninger, kritik, obstruktion og foragt. Jo oftere parret udsatte hinanden for disse typer adfærd, des større er risikoen for skilsmisse.

Det fjerdeværste: Forsvar og dårlige undskyldninger! Både gode og dårlige forklaringer handler om at føle sig hørt, og at få ret eller at få tilgivelse, men ingen af delene gavner en fornuftig fælles løsning.

Det tredjeværste: Kritik! Kritik kan på en negativ måde fortælle andre, at de er "forkerte". Der er tre hovedområder, en kritik kan tage afsæt i: Fagligheden ("Du aner ikke, hvad du taler om"), retfærdighedssansen ("Du er egoistisk og selvisk") eller medmenneskeligheden ("Du har ingen medfølelse").

Det næstværste: Obstruktion! Ethvert forsøg på kommunikation bliver på forskellig vis ødelagt. Det kan være ved at gå sin vej midt i en samtale, at rette fokus på mobiltelefonen, at skabe alliancer med barnet/børnene, underkende partnerens velmenende bestræbelser, eller anden barnlig adfærd. På den måde bliver modparten tvunget til at hæve stemmen, forsvare sig eller ligefrem at udøve vold for at føle sig hørt og forstået.

Det værste: Foragt! Tavshed, ignoreren, ydmygelser, vredesudbrud, bedrevidenhed. Det kan også være, at beslutninger, som er taget af den anden, underkendes. Eller at partneren pilles ned med nedladende bemærkninger om vedkommendes humor, følelser eller holdninger.

For at bringe overensstemmelse mellem dét, du gerne vil have, og dét, du kan få, må du gennem din personlige udvikling ændre dine opfattelser, holdninger, vaner og adfærd – og få sat sunde grænser. Start med dig selv! Bliv opmærksom på dit eget ansvar i konflikterne, inden du eventuelt skulle påtale din partners. Imidlertid er det sikrest at lade parterapeuten gøre dette...

Eksempel på det vigtigste i parforholdet

I dette eksempel fra det virkelige liv ønsker jeg ikke at fastlåse manden og kvinden i en gammeldags kønsrolleanskuelse. Derimod vil jeg gerne gøre det tydeligt, at det mere handler om det maskuline og det feminine i os alle – altså ikke om mænd og kvinder. Navnene i alle bogens eksempler antyder, at det kan være mand/kvinde og kvinde/mand, eller to af samme køn for den sags skyld.

Gerd og Harley har været gift i 12 år og bor i et rækkehus. Deres tre børn på 14, 10 og 6 år havde lidt problemer i skolen og blandt kammeraterne.

Gerd er mellem-leder i en større international virksomhed og meget fokuseret på sin karriere. Gerd har to mindre brødre, og forældrene blev skilt, da Gerd var 14 år. Gerd har altid været konkurrencepræget og er en typisk store-søskende, der har været vant til at kunne bestemme, og samtidig skulle tage sig af sine mindre søskende. Gerd har lange arbejdsdage. Ofte er der afgang fra hjemmet klokken 7 efter et hurtigt morgenmåltid. Hjemkomst sjældent før til aftensmad eller senere. Mange aftener blev også brugt på hjemmearbejde. Gerd har mange rejsedage i løbet af året.

Harley har to ældre søstre, og de havde i deres barndom et meget tæt forhold til hinanden. Harley er typisk lille-søskende, der har været vant til at skulle indordne sig og få tingene til at glide bedst muligt. Forholdet til søstrene er fortsat særdeles godt med jævnlig kontakt. Forældrene har for nyligt fejret sølvbryllup. Harley er mere eller mindre hjemmegående, men arbejder også lidt som selvstændig med hjemmeside-udvikling. Arbejdsdagen er sjældent mere end 5-6 timer. Til gengæld er der tid til at tage sig af børnene og huset. Harley har altid med stor fornøjelse hentet og bragt børnene til institution, skole og fritidsinteresser, og det er også primært Harley, der står for kontakten til skolen. Han (*ja, måske kommer det bag på dig, at det faktisk godt kunne have været en mand!*) er pertentlig og kan godt lide, at huset er i orden.

Gerd og Harley har au-pair-pige til indkøb og madlavning, samt en ugentlig rengøringshjælp.

Da Gerd og Harley kontaktede mig, kedede de sig i hinandens selskab og overvejede skilsmisse. De tog hinanden for givet og havde mistet følelserne for hinanden. Dagligdagen føltes som en dræbende ensformighed. Der var ingen gnist mellem dem mere. Ingen kærlighed. Kun ligegyldighed og frustration. De blev let irriterede på hinanden. De følte begge, at de hver især gav og gav – uden at få noget tilbage.

Efter den første par-session, valgte de min såkaldte Pakke-løsning, som er et samlet tre-måneders-forløb, for hermed at lære nogle nye færdigheder, få disse færdigheder gjort til vaner, og få parforholdet til at fungere godt igen. Det vigtigste ved Pakken er klienternes *commitment* (engagement) til at ville lære, hvad der skal til for at genfinde kærligheden og få parforholdet til at fungere tilfredsstillende. Gerd og Harley forpligtede sig til et forløb, og var dermed ikke så tilbøjelige til at falde for fristelsen med at springe fra, hvis det enten blev for hårdt og smertefuldt (inden forløsning og at den positive effekt kunne mærkes), eller på den anden side at stoppe med parterapien, hvis de syntes, at nu gik det da vist meget godt (inden de nye færdigheder og vaner var ordentligt indøvet og solidt grundfæstet i deres samspil).

De havde begge svært ved at sige noget direkte til hinanden, uden at det enten blev opfattet som kritik, bebrejdelser eller angreb. For at imødegå dette, havde jeg de første par-sessioner en slags "privat" samtale med hver af dem, som omtalt i denne bogs kapitel 1. Jeg fik først den ene, og senere den anden, til at vende sig om mod mig, mens jeg etablerede det fortrolige rum imellem os. Jeg fik det til at virke, som om at der kun var os to helt alene i rummet (selv om partneren sad en armslængde derfra og lyttede med). På den måde fik jeg endevendt selv de allermest sårbare emner med dem begge to. Det kom efterfølgende bag på dén, jeg talte med, at partneren ikke reagerede negativt eller lignende, men bare sad og lyttede roligt, og det var en øjenåbner for den anden at få en masse nye, interessante informationer uden at føle sig kritiseret eller angrebet. De fortalte, at det føltes som om at et filter var væk, når jeg sagde nøjagtigt det samme, som partneren lige havde sagt. Efter at jeg havde haft en "samtale" med den ene, vendte jeg mig mod den anden, og sagde: "Jeg har lige talt med din partner. Hvad fik du ud af den samtale?" hvorefter der åbnede sig en ny, dyb og autentisk samtale med mig, hvor den anden bare lyttede med. Sådan kunne jeg fortsætte mellem dem, indtil vi var kommet i bund med de allersværeste og tungeste emner.

Jeg gjorde dem også opmærksom på, at jeg kunne sige noget til dem, som de aldrig nogen sinde måtte sige til hinanden. Det er nemlig en stor fejltagelse at tro, at blot fordi man har det godt sammen, eller er forelskede, kan man sige hvad-som-helst. Noget af det, man fortæller sin partner, kan senere i raseri blive brugt imod én, med stor skade til følge. Hvis jeg havde sagt nøjagtigt det samme til personen, ville det have en helt anden og mere positiv effekt. Jeg kan slippe af sted med at sige rigtigt mange "sandheder" til folk, hvor de tager det ind og reagerer positivt på det. Det er fordi, klienterne ikke har en følelsesmæssig dagsorden med mig, idet de har betalt mig for at lære dem noget nyt. Med partneren forholder det sig anderledes, fordi man lever sammen, har følelser for hinanden, går i seng sammen og i det hele taget deler en dagligdag med hinanden. Jeg er som parterapeut den professionelle, der er hyret til at hjælpe med et helt konkret problem, ligesom en mekaniker, der skal reparere bilens motor. Det er også min erfaring, at jo dyrere en rådgivning er, jo mere vil folk få ud af det. Desværre regner mange mennesker gratis eller billige ydelser for mindre værd. De går ikke ind i det med samme ildhu, som hvis det havde været dyrt. Jeg lagde specielt mærke til det, da jeg var i Spanien for at lære spansk. Jeg havde selv betalt for både undervisning på sprogskolen, ophold og rejse, og jeg var den, der talte mest spansk, både på skolen og om aftenen. Mange af mine klassekammerater talte deres eget sprog i frikvartererne, og gik i byen med deres landsmænd. Jeg sørgede derimod for at få en masse spanske venner og talte hverken engelsk eller dansk, mens jeg var i Málaga.

I løbet af sessionerne fik Gerd og Harley fornyet interesse for hinanden og nye ideer til samværet. Fordi samtalerne blev ført i et trygt miljø med en professionel som facilitator/mediator på sidelinjen, var de begge i stand til at åbne op og fortælle den anden om deres længsler og ønsker. De fandt ud af, at de var i stand til selv at forny deres parforhold uden at skulle lade sig skille. De blev bevidste om, at "aben/nissen" erfaringsmæssigt "flytter med" (mønsteret/problemet gentages) over i et nyt parforhold, hvis de ikke fik lært de nødvendige færdigheder og Principper. De blev opmærksomme på, at de lige så godt kunne erhverve sig de nye vaner og overbevisninger sammen med den partner, de havde valgt at få børn med. Det ville, alt andet lige, gøre en masse ting en hel del lettere. Også i deres alderdom. Det blev opmærksomme på, at noget af det vigtigste, man har som gammel, er en minde-bank med mennesker, man har kendt i mange år. At kunne sige: "Kan du huske….." til sin partner og have en fælles reference.

De lærte at prioritere hinanden, fordi de blev bevidste om, hvor vigtigt det er at mærke sig selv og udtrykke sig selv. Mine spørgsmål til dem om, hvordan det føles ikke at vide, hvad partneren gerne vil have, gjorde stort indtryk på dem, fordi spørgsmålet vendte situationen helt om. De blev dermed i stand til at anskue tingene fra partnerens synsvinkel.

De lærte også at forstå, hvor vigtigt det er at prioritere sin partner højere end alle andre mennesker – og at det skal gøres på en måde, så partneren virkelig føler sig prioriteret, valgt og udvalgt. Indtil parterapien havde de primært forsøgt at give partneren noget, som de selv helst ville have.

De lærte endvidere, hvordan de skulle kunne prioritere sig selv og hinanden før arbejde og børn, uden at det dermed gik ud over hverken børn, job, partner eller dem selv. De første uger føltes "værktøjerne" og de nye holdninger kunstige og besværlige, men da de var tilstrækkeligt indøvet, vænnede de sig efterhånden så meget til det, at de fandt det let, og de kunne mærke fordelene ved den nye og anderledes måde at være på.

De første uger faldt de også med jævne mellemrum ned i de samme gamle "huller", men skridt for skridt opdagede de, at forholdet blev forbedret. Og dette øgede motivationen til at gøre den store indsats. Parret genfandt følelserne for hinanden, fordi de begge genopbyggede tillid, tryghed og respekt. Dermed blev de i stand til igen at åbne sig og give og modtage kærlighed.

De havde valgt ikke at fortælle nogen om, at de gik i parterapi. Det følte det lidt pinligt, at de skulle have brug for hjælp på dette private område. Men deres børn, familie og venner mærkede hurtigt en forandring i den måde, de talte sammen på, ligesom stemningen i hjemmet forandredes. Også på Gerds arbejdsplads blev den nye holdning bemærket og kommenteret.

Som ekstra-bonus viste det sig også, at deres børns adfærd ændrede sig positivt i løbet af processen og de fik det efterhånden lettere i skolen.

De blev opmærksomme på, hvor vigtigt det er at lægge ressourcer og kræfter i parforholdet. Både at kunne mærke, hvad de personligt ønskede sig af stort og småt, men også at kunne udtrykke sig klart og tydeligt til ægtefællen. Til par-terapi-sessionerne lærte de konkrete teknikker til at kunne fokusere på og lytte til hinanden, så de begge følte sig set, hørt, forstået og prioriteret. Imellem sessionerne blev de nye færdigheder øvet igen og igen, for at blive til nye vaner.

Da det var gået op for Gerd og Harley, at arbejde og børn måtte prioriteres efter dem selv og parforholdet, skabte det ro og harmoni – til glæde for både børn og arbejde. På den måde fik både de selv og deres børn fordel af den nye bevidsthed og de nye vaner og rutiner i familien.

5. Hvornår er samtaler bedst?

Det er både vigtigt og dejligt at snakke sammen, men problemet er, at parterne for det meste har meget forskellige behov for at udtrykke sig til hinanden. Dette ender for ofte i skænderier, angreb og afvisninger. Den ene (eller begge) føler sig ikke hørt, set eller forstået. Mange ved heller ikke, hvordan de skal lytte og være nærværende. De føler, at de mangler nogle basale færdigheder i at lytte for at kunne forstå.

Misforståelser kan nemt opstå – på bekostning af tillid og tryghed. Man kan derfor få svært ved at se og anerkende sin partner. Konsekvensen kan være mange opslidende skænderier, eller at man lever to parallelle liv uden kærlig forbindelse med hinanden. Begge dele er ødelæggende for parforholdet og selvværdet, og selvfølelsen får nemt nogle skrammer

En løsning er at lære at forstå og se hinandens signaler, samt at være i stand til at arbejde positivt med forskellen mellem parterne, i stedet for at bekrige hinanden. Mænd og kvinder er grundlæggende meget forskellige, men også individuelt er vi bestemt heller ikke altid lige ens. Også i parforhold af samme køn er der udfordringer. I alle tilfælde skal begge have dækket deres behov for at føle sig hørt, forstået og elsket af partneren.

De tre ord "du", "altid" og "aldrig" er en farlig cocktail. Vær forsigtig med brugen af "du", når det ikke omhandler ros og anerkendelse.

Dette kapitel om samtaler handler mere om principper og god praksis for kommunikation, end det handler om selve kommunikationen.

Brønden og elastikken

Mænd og kvinder (eller som tidligere sagt det maskuline/rationelle og
feminine/følelsesmæssige i os alle sammen) er vidt forskellige og har
meget forskellige måder at håndtere kriser på. Hvis du benytter samme
løsningsmodel i forhold til din partner, som du selv ønsker, at din
partner bruger i forhold til dig, kan det risikere at forværre en konflikt.
Din partner har måske samme indstilling, blot på en anden måde, og
det kan være præcis dét, der gør **dig** rasende.

Billedligt set bevæger **det maskuline** sig vandret ind i en hule som en
elastik, og **det feminine** bevæger sig lodret som ned i en brønd.
Problemerne opstår, når vi helt automatisk gør dét ved vores partner,
som vi gerne vil have, at partneren gør ved os.

1) I den ideelle verden bevæger det maskuline sig en gang imellem
tilbage til sin hule, og "hans" feminine modstykke bliver roligt stående.
Det betyder, at elastikken spændes, og når den er tilstrækkelig stram,
svipper "han" efter et stykke tid tilbage til "hende".
2) I den ideelle verden går det feminine ned i sine følelsers brønd, og det
maskuline følger med "hende" derned, lyttende og forstående.

Når det så til tider går galt, er det fordi de begge hver især gør dét mod
den anden, som de ønsker at den anden gør mod dem: Det feminine
forfølger partneren ind i hulen ("Fortæl mig om dine følelser"), og det
maskuline forsøger at stoppe det feminine, der er på vej ned i brønden
("Du kan jo bare gøre sådan og sådan" eller "Hvorfor gjorde du ikke
dét?").

For at dække hinandens behov, og undgå konflikter, skal de i stedet
hver især gøre det **modsatte** af, hvad de selv føler er naturligt og let:
1) Når man har lyst til at trække sig, skal man sige til sin partner, at man
elsker ham/hende, samt hvor lang tid man har tænkt sig at være væk.
2) Når man har brug for at snakke om sine problemer, skal man fortælle
sin partner, at det ikke er partnerens skyld, samt instruere i, hvad man
gerne vil have partneren til at gøre, for at man kan føle sig hørt, set og
forstået. Og så må man ikke bruge ordet "DU", når man taler om sine
følelser og alle problemerne. Herom senere.

Kontakt

ALT, hvad vi siger, kan forstås på flere måder, afhængigt af de følelser, der ligger bag, både hos afsender og modtager. En vigtig "færdsels-regel" i parforholdet er den måde, hvorpå vi etablerer, udfører og afslutter en kontakt med vores partner. Ofte er det dårlig kontakt, der ødelægger hensigten og samtalen. For at kommunikationen kan lykkes, er der nogle grundlæggende mellemmenneskelige principper, der bør kendes og overholdes:

1) Før-kontakt er en indledende fase, hvor man undersøger, om det er et godt tidspunkt (at tale sammen), og om stedet og formen er optimal. Respektfuldt skal der endvidere gives udtryk for, at vedkommende gerne vil annoncere et møde, samt kort beskrive indholdet. Dermed har den anden mulighed for lige så respektfuldt at takke ja/nej og at forberede sig til mødet. Den ene mangler noget og har et behov, vedkommende ønsker at få dækket af den anden, fx mere samtale, sex, viden eller nærvær. Her kan bruges nogle bestemte sociale ritualer, vi er blevet enige om, fx at rømme sig, et langt blik, et "Hej!" eller noget helt andet. Formen er vigtigere end indholdet.

2) Fuld-kontakt er udveksling af den pågældende "ting". I et parforhold kan det fx være den autentiske kontakt mellem to mennesker, der både tager, tager imod og giver til hinanden. Det kræver opmærksomhed, mod, færdigheder og åbenhed fra begge parter at få det bedste ud af udvekslingen. Når behovet er dækket, eller begge føler sig "mætte", slutter fuld-kontakten.

3) Efter-kontakt er vigtig, for at ingen skal føle sig svigtet, afvist eller forladt. Hvad enten det er et "På gensyn", eller det er farvel for altid, er der visse faste (aftalte) ritualer, der skal overholdes, for at det føles bedre eller rart. En god efterkontakt danner også grundlag for en senere ny, givende og sund kontakt.

Opmærksomhedssignal

Fra tid til anden har vi alle brug for opmærksomhed. Det kan pludselig føles meget nødvendigt med nærvær, lytten og medfølelse – især fra vores partner. Det er helt naturligt og i orden at have det behov, men alt for ofte opnår vi ikke det, vi gerne vil have. For det meste er det imidlertid, fordi vi ikke selv har været i stand til at få kommunikeret ordentligt, hvad vi har brug for, altså været tydelige nok i vores behovs-anmodning.

1) Først og fremmest skal du mærke efter, hvor vigtigt det er for dig med nærværet i det pågældende øjeblik.
2) Dernæst skal du finde ud af, hvor lang tid med fuld opmærksomhed du har brug for.
Disse to ting skal kommunikeres på en hensigtsmæssig og tydelig måde, så din partner kan høre og forstå, hvad du mener, uden at føle sig angrebet, kritiseret, bebrejdet eller manipuleret med. Fx kan du sige: "På en skala fra 1 til 5 er jeg lige nu på 2, og jeg har brug for dit nærvær i ti minutter." (1 er "ikke særligt vigtigt" og 5 er "livsnødvendigt") Det vil få din partner til enten at sige: "Er det OK, at jeg lige gør dette her færdigt? Så skal jeg nok være der", eller med det samme at lægge sine ting til side og afsætte den nødvendige tid – afhængigt af, om du sagde et lille eller et stort tal.

Det er vigtigt, at ingen af jer misbruger skalaen ved altid at sige "5". Din partner skal have tillid til, at du kan mærke ordentligt efter og udtrykke dig klart og ærligt. Det er også vigtigt, at du meget omhyggeligt overholder den lovede tidsramme, uanset om det er 10 sekunder, 5 minutter eller 2 timer. Når din partner er klar over, og har tillid til, at der er en bagkant, vil din partner også langt bedre være i stand til at holde sig fokuseret og nærværende i hele kontakt-tidsrummet.

Ovenstående er en effektiv måde at få din partner til at lytte til dig og give dig sit nærvær, når du har brug for det. Men I bør øve jer mange gange i fred og ro, så det bliver let at gøre, når det virkelig "brænder".

Rollefordeling - vippen

Oplever du nogle gange, at selv om du gør alt, hvad du kan, for at trække i en bestemt (positiv) retning, bevæger din partner sig målrettet i den modsatte (måske negative) retning?

Den psykologiske forklaring på en modsatrettet partner kan måske bedst beskrives som en vippe på en legeplads, hvor I befinder jer på hver sin side af midten (omdrejningspunktet).

Enderne af vippen repræsenterer modsætningerne, for eksempel positiv/negativ, nærig/ødsel, kontrol/afslappet, barn/forældre, vred/rolig, rodet/ordentlig, indadvendt/udadvendt, tale/tie, kræsen/ikke-kræsen, sund/usund, og så videre.

Vippen vil på forunderlig vis hele tiden være nogenlunde i balance. Det er som en slags psykisk og følelsesmæssig fællesøkonomi. Men hvis den ene af jer bevæger sig udad, vil denne side få mere tyngde og vippe ned. For at der igen kan være balance og ligevægt, må personen på den opadgående side så bevæge sig længere baglæns, det vil sige væk fra vippens omdrejnings-punkt.

Her er, hvad du kan gøre, hvis du er frustreret over din partner: Hvis du føler, at din partner fx er en nærigpind, og du selv har større økonomiske armbevægelser, skal du, i stedet for at blive ved med at strø om dig med penge, gøre det modsatte, nemlig at være lidt mere sparsommelig (bevæge dig ind mod midten). Dermed kommer vippen i ubalance, og din egen ende vipper "opad". For at genvinde balancen, bliver din partner nødt til også at bevæge sig ind mod midten, for at der er ligevægt, det vil sige at han/hun bliver lidt mere løssluppen. Nu har du nemlig også givet PLADS til, at din partner kan bruge flere penge.

Så hvis du opdager, at der er opstået for meget uhensigtsmæssig polarisering mellem jer, må løsningen være, at du bevidst gør det **modsatte** af det, du hidtil har gjort. Din strategi indtil nu har jo ikke virket, vel? Og ja, selvfølgelig kan det være svært. Nogle gange vil det være klogt med lidt hjælp til at få løst problemerne.

Udseende, holdning, personlighed og tilknytningsstil

Ofte er der store synlige lighedspunkter mellem to ægtefæller. Når vi vælger en ny partner, spiller udseende og holdninger de største roller i tiltrækningen. Imidlertid viser undersøgelser, at personlighed og tilknytning i det lange løb betyder langt mere.

1) **Holdning**. Det kan være fx politiske, samfundsmæssige og religiøse spørgsmål, som er relativt synlige med det samme.

2) **Personligheden**, og hvordan man har det. Hvorvidt man er fx udadvendt eller indadvendt, venlig eller uvenlig, nervøs eller rolig, åben eller lukket, samvittighedsfuld eller skødesløs og så videre.

3) **Tilknytningen** til partneren. Der er tre psykologiske tilknytningsformer i parforholdet: A) En tryg tilknytning, hvor man har tillid til sin partner, men samtidig er i stand til at bevare sin selvstændighed i parforholdet. B) En utryg eller usikker tilknytning, hvor man er i tvivl om, hvor meget man kan stole på sin partner, og derfor har brug for et klæbende tæt forhold. C) En distanceret tilknytning, hvor man har det bedst med en vis afstand til partneren.

Det viser sig, at lighed eller forskel i holdninger og meninger ikke spiller nogen stor rolle på længere sigt for trivslen i parforholdet, selv om det typisk er på dette felt, at parforholdet er grundlagt.

Personligheden har en vis indflydelse, men allermest betyder tilknytningsformen. Det bedste og sundeste i parforholdet er naturligvis, hvis begge har en tryg tilknytningsstil. Et andet eksempel, hvor begge parter har brug for rum og plads, eller hvis de begge kræver klæbende nærhed, er normalt heller ikke noget problem. Det er først, hvis den ene føler, at den anden fx enten er klæbende eller følelseskold, at problemerne opstår. Hvis de har forskellige behov på dette vigtige område, kan der blandt andet opstå mistrivsel og foragt for hinanden, med de helt store parforholdsmæssige udfordringer til følge. Heldigvis er det ikke umuligt at arbejde med dette, så man kan få parforholdet på fode igen og genfinde tilliden, trygheden og respekten for hinanden.

At sætte grænser eller stille krav

At sætte grænser på en naturlig og sund måde betyder at tale ud fra sig selv og holde sig på sin egen "banehalvdel" (som i et tennisspil). At sætte grænser er at fortælle, hvordan du selv har det, og hvad du har lyst til eller behov for. Det er også høfligt at bede folk om at lade være med at træde ind over dine grænser med deres krav og forventninger. At du tydeligt får defineret og sagt højt, hvad der er vigtigt for dig.

Kender du nogen, der siger: "Jeg sætter grænser i forhold til min partner og mine forældre. Jeg beder dem om at lytte til mig, og tage hensyn til mig. Jeg vil gerne have, at de er mere nærværende og opmærksomme." Det er imidlertid ikke at sætte grænser, men derimod at stille krav. De færreste vil finde sig i, at der bliver stillet krav til dem, og derfor reagerer de selvfølgelig negativt og uhensigtsmæssigt. Det ville du nok også selv gøre, hvis nogen pludselig stillede (urimelige) krav til dig, som du ikke var indstillet på at efterkomme.

Forskellen mellem grænser og krav er ordet "du"!

Hvis du ikke får sat sunde, naturlige og rimelige grænser i parforholdet, så risikerer du, at du fx ikke får sagt fra over for kritik og bebrejdelser. Hvis din partner går over dine grænser, er det ikke (kun) din partners skyld. Det er **dit** ansvar at tydeliggøre dine grænser. Lad være med at forvente, at din partner kan læse dine tanker. Hvis du vil have opfyldt dine ønsker og behov, må du kunne udtrykke dem på en hensigtsmæssig og tydelig måde.

Du kan se på andres reaktion, om du har fået sat dine grænser på en ordentlig måde. Husk, at deres reaktion genspejler din adfærd. Hvis du ikke bryder dig om deres adfærd/respons, er det måske tid for dig at justere din egen facon og din grænsesætning. Hvis de derimod viser dig respekt og forståelse, har du ramt plet.

Enighed og respekt

Det er vigtigt at være enige om at sætte ordentlige rammer for kommunikationen. Find først ud af, på en respektfuld måde, om tidspunktet for en samtale er optimalt, og om stedet er velvalgt. Om der er tid nok til at komme hele vejen rundt om emnet. Hvis du selv vil have respekt fra din partner, må du først **vise** respekt.

Alt for ofte har jeg hørt mennesker sige, at de vil respekteres, men som samtidig blæser på andre, og insisterer på, at deres egne behov imødekommes NU! Det hænger ikke sammen, og er en barnlig holdning og adfærd. Vælg først at give din partner, hvad din partner vil have. Dette gælder begge veje. Lykkes projektet, er det den letteste måde, hvorpå du selv kan få det, du gerne vil have opfyldt.

Respekt er en relativ størrelse. En af mine arabiske venner, der er født og opvokset her i landet, har fortalt mig, at når han som barn blev skældt ud i hjemmet, viste han sin far respekt ved at kigge ned i gulvet. Men når han kom hen på skolen og fik skældud af læreren, viste han denne respekt ved at kigge ham i øjnene. Så respekt er både kultur- og samfunds-afhængigt – samt kan betyde to vidt forskellige ting i et parforhold. Problemerne opstår, hvis man ikke kender "færdsels-reglerne", de andre kører efter.

Der er nogle grundlæggende principper for respekt, som alle bør kende, fx at man i videst muligt omfang svarer, når man bliver talt eller skrevet til. Men der kan være individuelle forskelle på opfattelsen af respekt, som man kun kan opdage ved at kommunikere med hinanden. Det er både sociale, kulturelle og personlige forskelle. Men hvis *viljen til at ville* forandringer er til stede, er det gennem mange år min erfaring, at man kan skabe sig det liv, man ønsker sig i parforholdet – uanset kultur, religion og samfundslag. Men det kræver, at man finder ud af, hvordan det kan gøres. Derefter skal der mobiliseres en ikke ubetydelig indsats. Hvis det havde været let, havde man jo gjort det for længst....

Eksempel på hvornår samtaler er bedst

Jette og Kim er meget forskellige af natur. I sin tid blev de tiltrukket af hinanden på grund af forskellene, fordi de fandt hinanden spændende. Kim var den mystiske tilbagetrukne, og Jette var den sprudlende udadvendte.

Grunden til, at de kontaktede mig, var fordi de ovennævnte hidtil spændende forskelligheder var gået hen og blevet deres største irritationsmoment og udfordring i parforholdet.

Kim følte, at han aldrig fik fred nogen steder. Uanset hvad han gjorde, var det forkert. Hans fornemmelse var, at Jette hele tiden var efter ham og ville rette på ham. Alting kunne gøres bedre, mente hun – og det blev det! Kim følte sig presset og forkert-gjort, hvilket resulterede i, at han lukkede sig mere og mere inde i sig selv – eller at han eksploderede i raseri. Begge dele gjorde Jette endnu mere frustreret og pågående.

Jette følte sig på sin side forladt og ignoreret. Hun gjorde alt, hvad hun kunne for at komme i kontakt med Kim, men oplevede ham det meste af tiden som tavs og indelukket. Hun anede ikke, hvad der foregik bag hans tavse ydre, og dette gjorde hende usikker og utryg. Det var som regel hende, der tog initiativer til alt muligt, hvilket sideløbende var begyndt at irritere hende voldsomt.

Mens de havde hjemmeboende børn, var deres fokus på familie og karriere, men efter at de var blevet alene i huset, blev forskellighederne en hel del tydeligere – på nogle områder helt ulidelige.

Efter kun to par-sessioner hos mig, med psykoanalyse og bevidstgørelse, blev situationen så klar for dem, at de hver især var i stand til at tage ansvar for det, der var deres egen del. Det var selvsagt meget svært for dem at erkende årsagerne til deres frustrationer, men begge valgte efterfølgende at gå i intensiv individuel psykoterapi en periode, sideløbende med parterapien. I den individuelle terapi arbejdede vi udelukkende med hændelser fra før, de mødte hinanden.

I parterapien talte vi om deres forskellige måder at kommunikere på. Jeg viste dem rent praktisk, hvordan tingene hang sammen og kunne gribes anderledes an. Jeg hjalp dem blandt andet med at skelne mellem den ideelle og den reelle verden.

Min hjælp bestod overvejende i at give dem nye værktøjer til at forstå hinanden, så de selv blev i stand til at "oversætte", hvad der foregik: De lærte at etablere og afslutte kontakt med hinanden på en hensigts-mæssig måde – både i små hverdags-sammenhænge, men også i de helt store af livets udfordringer. Det kunne være noget så simpelt som at kvittere for modtagelse af en mail eller SMS med det samme, og måske skrive, at der kom et mere fyldestgørende svar senere. Det kunne også være den måde de indledte og afsluttede sex med hinanden på.

De lærte at udtrykke deres behov hver især, samt at kommunikere mere hensigtsmæssigt og imødekommende. Når den ene ville snakke, og den anden ville have ro, lærte de at mærke og udtrykke, hvor vigtigt det var for dem hver især, hvilket betød at først den ene og derefter den anden kunne få dækket sine behov for henholdsvis nærhed og at være alene. De lærte, at det er OK at have brug for at snakke, og at det er lige så OK at have brug for fred og ro.

Både Kim og Jette havde en gang imellem behov for at trække sig tilbage. I parterapien kom det imidlertid bag på Kim, at det er vigtigt at fortælle partneren om sine følelser. Hvis man en gang imellem har brug for at "gå ind i sin hule" for at fordybe sig, skal man forinden skabe tryghed ved fx at forsikre sin partner om, at man elsker vedkommende, og man skal fortælle, hvor længe man har tænkt sig at "være væk".

For Jette betød det meget at erfare, hvor vigtigt det var for Kim at høre, at fejl og mangler ikke var hans skyld (også selv om hun følte, at det var…). Samtidig havde Kim brug for at få detaljerede instrukser i, hvad der blev forventet af ham, når Jette havde brug for at sætte ord på sine følelser. Jeg lærte dem, hvordan man kunne instruere sin partner, når man havde brug for at italesætte sine frustrationer – uden at manipulere eller påføre skyld. Det handlede både om færdigheder og holdning, fordi indledningsvist i terapien proklamerede Jette: "Hvis Kim

VIRKELIG elsker mig, ved han PRÆCIST, hvad jeg har brug for og vil have!!!" hvilket af gode grunde frustrerede Kim meget. Han anede det nemlig ikke, fordi det ændrede sig hele tiden. Lidt provokerende sagde jeg til Jette, at hvis hun ville have haft en mand, der kunne læse hendes tanker, skulle hun have fundet en clairvoyant. Det grinede vi alle tre af.

Til en session øvede vi "at gå ned i brønden", hvilket vil sige at kunne tale om sine følelser og frustrationer, føle sig hørt, set og forstået. Og samtidig mærke, at partneren kan rumme en med tålmodighed og medfølelse.

Første gang vi øvede det, gik det ikke helt som forventet, fordi Jette sagde: "Det er ikke din skyld, at vi kom for sent af sted, men jeg vil gerne have, at du er nærværende og lytter til, hvad jeg siger nu, for jeg er enormt skuffet og ked af det." "OK", sagde Kim og satte sig med halvt lukkede øjne med arme og ben over kors. Det var hans måde at lytte intenst og koncentreret på. Men Jette blev meget vred over Kims kropssprog – indtil hun opdagede, at hun selv blev nødt til at instruere ham omhyggeligt, hvis hun ville have noget bestemt af ham. Efterfølgende vidste Kim præcist, hvad der skulle til, for at gøre hans kone glad og tilfreds, fordi hun **fortalte** ham det, hvilket var en stor lettelse for ham. Efter nogle få øve-sessioner behøvede han ikke længere at være nervøs over, at Jettes behov ændrede sig fra gang til gang, for nu vidste han hele tiden, hvad han skulle gøre. Han følte sig heller ikke angrebet og kritiseret, når hun indledte med sætningen: "Jeg har brug for at gå ned i brønden. Det er ikke din skyld", uanset om hun følte det eller ej. Jette opdagede også, at hvis Kim fik indtryk af, at det var hans skyld, kunne han ikke lytte, og så var hun lige vidt. Fakta var, at hun blev nødt til at gøre noget anderledes, som i begyndelsen føltes både kunstigt og unaturligt, for at kunne få Kims fulde nærvær, opmærksomhed og accept. Hvilket var det, hun gerne ville have.

Efterhånden som parret blev bedre til at bruge kommunikations-værktøjerne, kunne de nøjes med på en naturlig og let måde at sige "Brønden" eller "Elastikken" som en slags kode-ord, så partneren dermed med det samme var klar over, hvad den anden var i gang med og havde brug for. Trygheden ved at vide, gav kvalitet og ro i samtalen.

Kim skulle også øve sig en hel del gange i at mærke efter, hvad han EGENTLIG havde brug for, for derefter at kunne udtrykke sig klart, tydeligt og hensigtsmæssigt.

I løbet af kun tre måneders samlet forløb med parterapi lærte de begge nye færdigheder i relationen. De kommunikerede mere konstruktivt, genfandt tidligere tiders accept og respekt, og kom stille og roligt i balance og øjenhøjde med hinanden.

Jeg kunne ikke løse deres problemer, men til gengæld guidede og støttede jeg dem, så de sammen kunne tage hånd om deres parforhold og løse problemerne selv.
De nye parforholds-værktøjer gjorde dem i stand til at forstå hinanden og respektere partneren – til trods for de store forskelle. De lærte at bruge forskellighederne som en ressource i stedet for en ulempe. Det eneste, de ærgrede sig over, var, at de ikke havde kendt værktøjerne og fået de mere hensigtsmæssige holdninger i begyndelsen af deres parforhold, mens børnene endnu var små.

6. Traumer, chok og jalousi

xxxxxxxxxxxxxxxxxxxxxxxxxxxxxxxxxxxxxxxxxxxxxxxxxxxxxxxxxxxxxxxxxxxxxxx

Har I problemer i parforholdet, kan det være fordi, der er sket noget relativt dramatisk i fortiden, som har lagt sig tungt over hverdagslivet. Det kan være en kortvarig, voldsom oplevelse eller en længerevarende drypvis påvirkning. Hvis man møder situationer, der minder om den traumatiske begivenhed, "ringer" alle alarmklokker, og adfærden kan blive irrationel og destruktiv. De fleste mennesker har omkring ti af den slags hændelser fra deres fortid. Nogle flere, andre færre.

Hvis man har været udsat for et chok eller traume af en eller anden art, fx dødsfald, fyring, alvorlig sygdom, kan konsekvensen være, at det får negativ indflydelse på alle aspekter af ens liv. Det kan influere på både parforholdet, helbredet, arbejdet, økonomien og børnene. Oplevelsen ligger som en blokering for livsudfoldelserne, og hæmmer livet og samlivet. Det kan føre til stress, jalousi, apati, skyld, skam, sygdom, vrede, vold, overgreb, mord, selvmord – eller det, der er værre.

Det er meget individuelt, hvordan forskellige oplevelser påvirker os. Nogle mennesker har været soldater i krig uden at blive traumatiseret af den grund. Andre kan få ar på sjælen af at blive skældt ud af en medpassager i bussen. Der er nogle bestemte faktorer, der skal være til stede, for at en dårlig begivenhed kan udvikle sig til et traume. Hjerneforskere har for nyligt opdaget, at traumer kan opløses gennem de samme sanser, som oprindeligt fremkaldte traumet. Teknikken hedder *Havening*, og er en ny type psyko-sanse-terapi, der er yderst effektiv og virksom. Endvidere bør man gennem psykoterapi modificere sine holdninger og forøge sit psykiske immunforsvar, for derigennem at blive i stand til at modstå fremtidige følelsesmæssige chok eller langtids-påvirkninger.

Tre typer gentagne udfordringer

Efter mere end 20 års erfaring som selvstændig psykoterapeut har jeg lagt mærke til, at der er tre ting, der går igen og igen hos de klienter, der kommer i min praksis.

1) Begge gør det samme ved hinanden, bare på hver sin måde. Det er en form for spejling, som bedst kan illustreres med det gamle mundheld "Tyv tror, at hver mand stjæler". I parterapien kan jeg lynhurtigt udpege de områder, hvor de to klienter sårer hinanden på hver sin måde. De er sjældent i stand til selv at se det, for der er selvfølgelig altid en (mindre) forskel. Ligheden kan være, at de begge bebrejder den anden, manipulerer, eller ignorerer. Hvis man føler, at partneren er årsag til en smerte, kan man risikere ubevidst at påføre smerte den anden vej, for at partneren så kan mærke det - ligesom børn i sandkassen. Desværre kan man af gode grunde ikke sige den slags ting direkte til hinanden, for det vil have den stik modsatte effekt, fremfor hvis en professionel, neutral person, som fx en parterapeut, ser og påpeger lighedspunkterne.

2) Man gør dét ved sin nuværende partner, som der er blevet gjort ved en selv i tidligere parforhold. Denne adfærd er en slags underbevidst hævn over den uretfærdighed, man har været udsat for. Blot er det temmelig uhensigtsmæssigt at gøre det mod sin nuværende sagesløse partner, men det foregår som sagt på det ubevidste plan.

3) Man gentager det ubehagelige, der har udspillet sig i barndommen. Det kan være kvinden, der gang på gang finder en ny partner med volds- og aggressionsproblemer. Eller manden, som igen og igen finder en kvinde med misbrugsproblemer. Dette er et ubevidst forsøg på at ændre barndomshistorien og *heale* gamle sår. Men det er en kamp mod vindmøller, da det naturligvis ikke kan lade sig gøre at ændre de for længst overståede oplevelser gennem en nuværende partner.

De to sidstnævnte udfordringer kan opløses med traume-bearbejdning og adfærdsmodificering i psykoterapien.

Beredskabsplaner i parforholdet

De fleste steder har man nødplaner, hvis noget skulle gå galt. Det kan være brandplaner, evakueringsplaner, terrorplaner osv. Men hvilken Plan B har man i parforholdet, hvis tingene pludselig spidser til? De fleste steder: Desværre ingen! Man tager tingene, som de kommer, og ofte er det skænderier og sure miner, der bliver resultatet af uoverensstemmelserne.

Her er imidlertid en konkret plan for, hvad man kan gøre, hvis der pludselig kommer uro i maven og følelser over noget, som partneren har sagt eller gjort.

Ligesom alle mulige andre beredskabsplaner bør det følgende øves en gang imellem i hverdagen, for at kunne fungere tilfredsstillende, når det rigtigt går løs, og der er behov for det.

1) Sig: "Jeg har brug for at tale med dig!"

2) "På en skala fra 1 til 5, ligger jeg på en <3-er>" (eller et andet tal, hvor 1 er en hyggelig snak, og 5 er lige før at man slår partneren ihjel. Hvis det ALTID er en 5-er, er det ligesom "Ulven kommer" og det mister efterhånden sin betydning og styrke).
Eventuelt kan der også her tilføjes lidt om hvad man ønsker at tale om – uden brug af ordet "du". Det er vigtigt, at du udelukkende taler ud fra dig selv, og hvad du føler indeni.

3) Stil et spørgsmål: "Hvornår vil det passe dig, at vi taler sammen?"

Partneren skal mærke efter, hvad der passer bedst. Hvis man hører, at det er 5 på skalaen, skal alting skubbes til side for at tale LIGE NU – eller så hurtigt som muligt. Hvis det er 2 eller 1, kan det måske vente til om aftenen eller i weekenden.

Se også 3-trins raketten i kapitel 1 og Opmærksomhedssignalet kapitel 5, der handler om nogenlunde det samme.

Jalousi

At være i parforhold med en jaloux person er hårdt og opslidende i det lange løb. Den person i parforholdet, som er jaloux, udviser og har udtalt mangel på (selv)tillid m.m., hvilket kan give anledning til anklager, som ikke har noget på sig, samt uværdige diskussioner. En desperat tilpasning for den udsatte ikke-jaloux person påvirker alting.

Jalousi er med til at skabe forvirring, nervøsitet, angst, ensomhed, vrede, frygt og had. Man kan ikke tænke klart, når man er jaloux.

Ingen ønsker sig en jaloux partner, og ingen kan selv lide at være jaloux.

Jalousi opstår på grund af en usikkerhed og et lavere selvværd end godt er. Personen, der er jaloux, er bange for "skjulte dagsordener" i parrets kommunikation og vil gøre alt for at forsøge at afdække dem.

Hvis du lever sammen med en jaloux partner, skal du være åben, ærlig – og konsekvent. Forlang på en diplomatisk og respektfuld måde, at han eller hun selv må få bearbejdet sine uhensigtsmæssige holdninger.

Sørg for at løse fortidens mysterier. Diskuter dine følelser i nutiden. Og læg planer for fremtiden. For den jaloux person giver det fælles fremtids-perspektiv en form for ro og stabilitet. Derfor er din måde at kommunikere på altafgørende for en bedring

Man kan også blive jaloux på sine bonusbørn. Oftest sker dette, når børnene bliver prioriteret højere end partneren. (Kapitel 4, prioritering)

Hvis det er dig, der er jaloux, er der noget i kommunikationen med din partner, som du oplever som skjult for dig. Typisk har du tidligere erfaringer med smertefulde oplevelser af fordækthed, og dette forstærker din jalousi. Derfor gør du alt, hvad du kan, for at gøre alting tydeligt og trygt for dig selv.

Hvis du er jaloux, må du sætte ord på din frygt. Du skal holde op med at antage det værste, og i stedet stille åbne spørgsmål på en hensigts-mæssig måde. Kommuniker dine følelser, også selv om det er svært.

Dagens gode nyhed er, at det er muligt at ændre en ødelæggende jaloux holdning – hvis du altså selv ønsker det! Det kræver imidlertid vilje-styrke, selvkontrol, ressourcer og tid. Men belønningen vil være et lettere og sjovere liv i et godt og sundt parforhold.

For lidt og for meget

Der er ubalance og uligevægt i vores liv, når parforholdet gør ondt, når vores helbred er svækket, når vi er i dårligt humør, nedtrykte, stressede, energiforladte og måske har svært ved at finde meningen med livet.

Et gammelt mundheld siger, at for lidt og for meget fordærver alting. Altså at man ikke skal have hverken for lidt eller for meget af noget, men lige tilpas. Dette gælder på alle planer, men det er forskelligt, hvad for lidt og for meget er.

For at få balance og ligevægt på alle planer (fx parforhold, børn, karriere, økonomi, motion, helbred osv) skal man sørge for, at der hverken finder en forgiftning eller en mangeltilstand sted.

På det fysiske plan har vi fx brug for et par liter væske om dagen, men kun omkring en tiende-del gram C-vitamin. Hvis vi drikker for lidt, dør vi af tørst. Hvis vi drikker for meget (fx 50 liter/dag), udvasker vi vitaminer og mineraler fra kroppen og dør. Hvis vi ikke får nok C-vitamin, får vi skørbug. Hvis vi indtager alt for meget, får vi diarré.

Også på det psykiske og følelsesmæssige plan kan vi få for meget eller for lidt. For meget nærhed er omklamrende. For lidt nærhed giver ensomhed. For megen udfordring giver stress. For lidt skaber måske kedsomhed, dovenskab eller meningsløshed.

Hvad som helst, man får for meget af, giver forgiftning, og hvad som helst, man får for lidt af, giver mangeltilstand. Begge dele kan i den yderste konsekvens være invaliderende og måske dødelige.

Billedligt set er det som en landevej med dybe grøfter på begge sider. Den ene grøft symboliserer for lidt, og grøften til den anden side er for meget. Hvis man kommer ud i rabatten eller ned i grøfterne, sidder man fast og ødelægger sit køretøj. Det optimale er at holde sig nogenlunde midt på vejen, hvilket betinger, at man er vågen og hele tiden korrigerer en lille smule på rattet, så bilen holder kursen.

Hvis du giver dit parforhold løbende opmærksomhed og "vitaminer", så vil du selv og dit parforhold være stærkere og i balance – og bedre være i stand til solidt at kunne tackle og rumme livets forskelligartede udfordringer. Disse kan nemlig aldrig helt undgås.

Traumebearbejdning med Havening

Mange problemer i parforholdet bunder i konkrete oplevelser. Enten fra den tid, man har været sammen – eller fra langt tidligere. Hjerneforskere har for nyligt opdaget en metode til at adskille den følelsesmæssige smerte fra selve oplevelsen, og på en måde opløse eller reversere traumeprocessen. Metoden hedder *Havening*.

Havening-behandling er på en måde lige så revolutionerende – og simpel – som behandlingen af skørbug var det for knap 200 år siden. Den videnskabelige baggrund for behandling af skørbug er kompleks, mens behandlingen i sig selv er meget simpel: Spis citroner! (eller andet, der indeholder C-vitamin).

Næsten det samme gør sig gældende med Havening. Den neuro-videnskabelige baggrund for behandlingen er meget kompleks, mens behandlingen i sig selv er utroligt simpel. Dog bør man vide noget om det, og have lært færdighederne, for at det virker tilfredsstillende.

Traumer, fobier, stress og lignende skabes i hjernen via sanserne. Gennem de samme sanser kan disse blokeringer i hjernen opløses igen.

Indtil for 15 år siden har man ikke været klar over, hvad det er, som gør, at traumatiseringer bliver indkodet til varige minder, følelser og oplevelser i vores krop og sind, hvilket blandt andet kan medføre livsvarig ødelæggende stress. Neuroforskere har opdaget, at indkodningen er en bio-kemisk og bio-elektrisk proces. De har fundet ud af, hvordan processen fungerer, og hvad der skal til for at reversere/tilbageføre den.

Når alle andre behandlinger tidligere er mislykkede, og det viser sig, at man på bogstaveligt talt minutter kan opløse fysiske og følelsesmæssige smerter uden hverken medicin eller operationer, burde det anses som "mirakuløst". Men i realiteten er det lige så uforståeligt, som det må have været med opdagelsen af skørbugs oprindelse og behandling. Vi kender nu måden, hvorpå vi kan slette den emotionelle komponent af en indkodet traumatisk hændelse. Den underliggende neurovidenskab af både ind-kodning og af-kodning udgør grundlaget for Havening-teknikken. Læs eventuelt mere på www.havening.dk

Eksempel på traumer, chok og jalousi

Luka og Michell kom til mig, fordi Luka havde haft et meget hedt sidespring med en af deres fælles venner, og Michell var sygeligt jaloux. Michell havde før Luka haft en partner, der også havde haft et sidespring, så derfor var genkendelsen af adfærden ekstra svær at bære. I al hemmelighed tjekkede Michell Lukas mobil og mail, og Michell kom også en gang imellem uanmeldt på besøg på Lukas arbejdsplads. De havde bastet og bundet hinanden, og situationen var for begge blevet et rent helvede.

Parret havde haft et godt liv sammen i mange år, men de var efterhånden gledet ind i en kedsomheds-fase. Luka manglede spænding og gnist i parforholdet, men sidespringet var et meget alvorligt chok for Michell. Adskillige år tidligere havde de prøvet parterapi, fordi parforholdet allerede på det tidspunkt knagede, men de var ikke kommet videre end til en enkelt session. De følte ikke, at det var nødvendigt, fordi de mente, at de selv burde kunne klare deres problemer, og i øvrigt syntes de også, at det var alt for dyrt.

Imidlertid viste det sig, at traumet over sidespringet var så alvorligt for Michell, at det var umuligt at komme videre og genvinde tilliden til partneren. Luka havde fortrudt sine handlinger og var meget opsat på at få parforholdet til at fungere igen, hvilket Michell også var, men noget blokerede dem begge.

Over to sessioner lavede vi traume-bearbejdning (Havening), hvor vi arbejdede os ned til den allerførste forekomst af svigt i Michells liv, og traumet var derefter opløst. Den følelsesmæssige smerte var blevet adskilt fra de huskede oplevelser, og derefter forløb parterapien over al forventning. Også andre gamle traumer, herunder et trafikuheld og en hospitalsindlæggelse, blev der sat ord på, og støt og roligt fik de genetableret et samliv med mening. De havde hele tiden været indstillet på at fortsætte parforholdet, men havde ikke vidst, hvordan de skulle komme videre. Ved hjælp af bevidstgørelse og nye rutiner (fx sluse-, alene- og par-tid, som beskrevet i kapitel 2) i deres hverdagsliv, samt forbedret kommunikation, faldt tingene på plads, og tillid, tryghed og respekt for hinanden afløste den ødelæggende jalousi.

Det gik op for Luka og Michell at deres helbredsmæssige udfordringer i form af blandt andet overvægt, kom af enten forgiftning eller mangeltilstand. Det gjorde sig gældende på alle planer, fx for lidt nærhed, og for meget stress med skænderier. For lidt sund kost, og for meget junk-food. For lidt vand, og for ofte vin til maden, samt alt for meget kaffe. For lidt mening med livet, og for meget tungt ansvar.

Den manglende spænding og stimulering i parforholdet (mangel-tilstand) havde kastet Luka i armene på en elsker. Den efterfølgende giftige jalousi var nær ved at ødelægge deres parforhold. Den manglende motivation havde afholdt dem fra at fortsætte den første parterapi-periode, hvor de kunne have lært og grundfæstet nogle nye vaner. Alt for meget stress lagde et alvorligt pres på parforholdet og helbredet.

Da de fik dæmpet dét, de fik for meget af, og fik suppleret op med dét, de manglede, kom deres liv i balance. Ikke nok med at de genfandt hinanden – de fortalte mig senere, at deres parforhold havde udviklet sig til en endnu dybere relation, end det nogensinde før havde været. I begyndelsen af parterapien havde jeg stillet dem i udsigt, at den sidste halvdel af deres liv sammen kunne blive den bedste – hvis de ønskede det og var indstillede på at arbejde målrettet for det, hvilket de gjorde.

Efterfølgende har de valgt at tage en parsession hvert halve år som en slags vedligeholdelse af parforholdet. Deres begrundelse er, at de jo sender deres bil til service med regelmæssige mellemrum, for at forhindre at den går i stykker på ubelejlige tidspunkter, eller at der pludselig kommer alt for kostbare reparationer på den.
De betragter den vedligeholdende parterapi som en investering i resten af deres liv sammen som par.

7. Begær og ønsker

De varme og kærlige følelser i parforholdet er væk. Dagligt virker det på forskellig vis, som om at partneren er ligeglad med alting, eller bevidst gør alt, hvad der er muligt, for at skade eller påføre den anden smerte. Parforholdet ligner enten et øde ørkenlandskab eller en skyttegravskrig, hvor der kun er tabere og ingen vindere. Begge forlanger noget af den anden, som partneren ikke er i stand til (eller ikke vil) imødekomme.

Konsekvensen med manglende tillid, tryghed og intimitet i parforholdet kan blive enten to parallel-liv uden gnist og mening, eller en smertefuld skilsmisse efter kampen. Hvis der er børn i forholdet, kan kampen risikere at fortsætte efter skilsmissen.

Løsningen er at blive bevidst om og lære Parforholdets Principper, eksempelvis mandens og kvindens største hemmeligheder. Grunden til, at jeg kalder det hemmeligheder, er fordi mange ikke kender til deres partners dybeste ønsker eller følelser. Ofte sker der nemlig det, at når jeg som parterapeut afslører "hemmelighederne", siger den ene: "HVA'!" og den anden siger "Ja, selvfølgelig." De var ikke klar over, at det forholdt sig sådan, for kommunikationen havde manglet.

Det er vigtigt at vide, hvad partneren sætter allermest pris på, så man kan give vedkommende lige præcis dét, og ikke alt muligt andet.

Det er også vigtigt at kunne udtrykke sine ønsker og behov tydeligt, samt at kunne sætte grænser og sige fra.

Hvis man vil være lykkelig, skal man selv kunne mærke og udtrykke taknemmelighed (hvilket selvfølgelig er en relativ størrelse). Uden taknemmelighed kan man aldrig finde lykken. Og uden gensidig, klar kommunikation kan man have svært ved at udtrykke sin taknemmelighed tydeligt og forståeligt. Heldigvis kan det alt sammen læres, fordi det mest af alt handler om konkrete værktøjer.

Mandens og kvindens hemmeligheder

Forskellen mellem mænd og kvinder er stor. Meget stor. Der er nogle ting, som mange ikke véd om hinanden, og på grund af mangelfuld eller dårlig kommunikation, forbliver de hemmeligheder mellem dem – måske for altid.

I realiteten er der mange hemmeligheder i et menneske, og hver af dem kunne fylde en hel bog. Imidlertid er det ikke nødvendigt for alle par at kende samtlige hemmeligheder. Vi er alle forskellige og har brug for forskellige ting. Min erfaring med fx uddannelser er, at jeg kun har brugt omkring 10% af det, jeg lærte på studiet. Men jeg bliver nødt til at gennemgå hele pensum, fordi jeg i studietiden ikke var klar over, hvilke 10% det i mit tilfælde drejede sig om. Ydermere vil overblikket over hele stoffet også gøre det lettere at forstå og underbygge præcis dét, jeg har brug for inden for mit fag. Nøjagtigt det samme gør sig faktisk gældende i parforhold. Parforholdet er som en uddannelse (og et job) i sig selv, og man skulle helst have lært det de første 18 år af sit liv ved at se sine forældre som gode rollemodeller. Men nogle gange kan dette af forskellige årsager bare ikke lade sig gøre. Hvis man ikke har lært det dengang, må man selv i gang med "uddannelsen", og det kan selvfølgelig være svært i en fremskreden alder. Det er lidt ligesom at lære et nyt sprog. Jo ældre man er, jo sværere er det…

Heldigvis er der ofte tale om nogle få konkrete færdigheder og holdninger, der skal integreres, for at man kan få et lykkeligere parforhold med tillid, tryghed og respekt for hinanden, men det er som nævnt individuelt fra par til par. Det er formentlig kun en enkelt ting eller to, der kan gøre den helt store forskel for dit parforhold.

Ofte viser det sig, at man skal gøre det **modsatte** af det, der føles let, rigtigt og naturligt: Eksempelvis at kvinden viser sin glæde over det, der er godt, i stedet for at brokke sig over de (små) ting, der er galt – og at manden fortæller om og viser sine følelser, også selv om de er smertefulde og negative, i stedet for at lukke sig inde og tumle med problemerne selv. Tit bliver vi desværre ved med at gøre det, der føles rigtigt, også selv om vi ikke opnår de resultater, vi gerne vil have.

Kærlighedssprogene

Der er stor forskel på forelskelse og kærlighed. Mange blander disse to begreber sammen, med stor frustration til følge. **Forelskelse** er kemi og psykologi, og det føles vidunderligt. **Kærlighed** er <u>valget</u> at give sin partner dét, partneren gerne vil have. Når begge i et parforhold gør dette, mærker de kærligheden.

Der er fem områder eller "sprog", som vi mærker kærlighed på. Det er 1) ord ("jeg elsker dig"), 2) tid til hinanden (at tilbringe tid sammen), 3) gaver (ikke kun til fødselsdag og jul), 4) tjenester (rydde op, hjælpe, ordne) og 5) fysisk berøring (både den lette berøring og sex).

Et af disse sprog/udtryksformer er vores **primære** kærlighedssprog, hvor vi føler kærlighed. Derfor tror vi (nogle gange fejlagtigt) at andre også mærker kærligheden på samme måde. Hvis I taler to forskellige kærlighedssprog, og prøver at forstå hinanden på jeres eget sprog, giver det ingen mening for den anden, og skaber i stedet misforståelser, frustrationer, konflikter og kampe.

Det, der gør det så svært med parforholdet, er, at du nogle gange skal gøre præcist det <u>modsatte</u> af, hvad der føles naturligt og nemt.

At lære dit eget og andres kærlighedssprog vil gøre dig til en bedre partner (og smitter af på det at være forælder, medarbejder, chef og så videre).

Bevidstheden om de fem kærlighedssprog vil også give dig en dybere forståelse af, hvem du selv er. Hvorfor ønsker du at se en anden persons ansigt lyse op, når du giver en kompliment? Hvorfor er du glad, bare fordi du er sammen med denne person? Hvorfor elsker du at modtage en buket blomster? Hvorfor hjælper du til, når alle andre sidder ned? Hvorfor kan et knus/kram sende dig i den syvende himmel?

Giv din elskede det, han/hun gerne vil have, også selv om det overhovedet ikke giver mening for dig, eller er besværligt, eller føles kunstigt og unaturligt. Når I begge **vælger** at give partneren dét, partneren helst vil have, mærker I hver især kærligheden.

Værdiopfattelser

Mænd og kvinder har typisk meget forskellige opfattelser af værdien af kærlighedserklæringer i form af ord, tid, gaver, tjenester og berøring. De har hver deres pointsystem, hvilket kan afstedkomme mange misforståelser og frustrationer.

For manden har **størrelsen** af hans bidrag betydning. Han føler, at eksempelvis en stor månedlig lønningscheck udløser mange plus-point i forhold til partneren. Det samme vil en lang ferie på et eksotisk sted gøre. Så når han har bidraget rigtigt meget med nogle få ting, føler han ubevidst, at kvinden skylder ham noget i deres interne følelsesmæssige regnskab, og derfor kan han slappe af.

Men for kvinden derimod giver **hver enkelt kærlighedserklæring** et point hver. Hvis han kommer hjem med en buket blomster, har han i hendes bevidsthed optjent et enkelt point. Derefter fortæller han hende, at han har bestilt en tre-ugers drømmeferie til Thailand, og det giver endnu et point. Om aftenen tager han også opvasken, så nu har han efter hendes opfattelse optjent tre point den dag. Hun føler, at han er i voldsomt point-underskud, når han ikke gør mere, end han gør, og at han skylder hende noget i deres interne regnskab - i forhold til alt det, hun har gjort i løbet af dagen i form af børnehentning, skrevet ham en sød SMS, købt ind, lavet mad, tømt vaskemaskinen, syet en knap i, strøget hans skjorte, skiftet dug, hængt et billede op og så videre.

Derfor er viden om de to forskellige point-optællings-måder med størrelse og antal meget vigtig. Den ene måde er ikke mere rigtig end den anden. De er bare forskellige, og parterne skal hver især kende og respektere den andens måde at værdisætte kærlighedserklæringerne på.

Taknemmelighed

Vejen til lykke og harmoni i parforholdet går blandt andet gennem taknemmelighed og anerkendelse. Noget tyder nemlig på, at taknemmelighed er vigtigt for vores fysiske og psykiske velvære.

Taknemmelighed gør sig gældende med såvel materielle som immaterielle ting: Dit hjem, dit job, din nye bil, din fysiske sundhed, dine børn og selvfølgelig også dit gode parforhold. Mennesker med et højt niveau af taknemmelighed, og som aktivt praktiserer taknemmelighed i deres liv, har en tendens til at have mere harmoniske relationer, være mere lykkelige, sundere og leve længere.

Vær taknemmelig over det, der er – i stedet for at være utilfreds med det, der ikke er.

Taknemmelighed er ikke bare at værdsætte, hvad din partner gør, men også en værdsættelse af, hvem partneren er som menneske. Du skal derfor ikke blot være taknemmelig for, at din partner bærer skralde-spanden ud. Du skal være taknemmelig over, at du har en partner, som véd, at du hader at bære skraldespanden ud, og derfor betænksomt gør det for dig. Og så skal du prøve at huske alt dét hos din partner, som du i forholdets begyndelse satte pris på, stort som småt.

Lav en liste over alt, hvad du er taknemmelig for – også små ting. Fokusér på dem, og få dem dermed til at vokse. Kig på listen hver dag. Glæd dig over dit liv – og se nye muligheder.

Taknemmelighed er en proces, som begynder med dig selv og inde i dig selv. Start i det små, og nyd, hvordan alt det positive vokser for hver dag. Øv dig, og du vil automatisk blive bedre til det.

Græsset er altid grønnest, dér hvor man vander det.

Eksempel på begær og ønsker

Nicol og Olly har levet sammen i 14 år. De har begge gode jobs som henholdsvis leder og mellemleder i hver sin internationale virksomhed.

De kom til mig, fordi de havde store udfordringer i deres parforhold med blandt andet mange skænderier, mistrivsel og foragt for hinanden. De var begge på opgivelsens rand og overvejede alvorligt at gå fra hinanden. Det var Olly, der tøvende tog initiativ til parterapien, og der skulle en del overtalelse til at få Nicol med. Til sidst mobiliserede de begge tilstrækkelig motivation til at ville gøre noget ved deres situation.

Det viste sig, at Nicols grund-tema var svigt, og Ollys var afvisninger.

Begge havde de i deres barndom haft en dominerende mor og en fraværende far, og begge havde næsten jævnaldrende søskende.

Nicol var meget lukket og privat i sin relation med andre mennesker. Tilknytningsstilen var distanceret og kølig, hvilket vil sige, at Nicol havde det bedst med plads omkring sig i forhold til andre. Nicol var også kontrol-freak og krævende. Nicol havde tidligt i sit liv lært at få sin vilje ved at råbe op og trampe i gulvet.

Olly var mere udadvendt. Tilknytningsstilen var tæt, nærmest klæbende, hvilket til tider kunne virke grænseoverskridende på andre mennesker. Ollys arbejde betød en hel del tilstedeværelse i medierne og helt fremme i rampelyset. Olly var en gang imellem utryg, bange og ked af det, men dækkede over det med en overlegen og arrogant facon, der havde skabt en del uvenner og mistro blandt medarbejdere og kollegaer.

Nicol var grundlæggende meget skeptisk og negativ, hvorimod Olly var så positiv, at det næsten grænsede til naivitet.

Når Olly følte sig afvist, resulterede det i vrede og sorg. Nicol følte sig svigtet over Ollys reaktion, og det resulterede ubevidst i afvisning ved at trække sig ind i sig selv. Men jo mere Nicol trak sig og gik i baglås, jo mere frustreret, vred og pågående blev Olly, og sådan fortsatte den negative skrue med optrapning af voldsomme skænderier og sårede følelser til følge.

Med deres ubevidste holdning og adfærd bekræftede de hele tiden hinanden i henholdsvis svigt og afvisning.

Deres parforhold havde udviklet sig til et drama. De havde begge hver især en lovende karriere, men den var mere eller mindre gået i stå på grund af deres dårligt fungerende parforhold.

Da jeg fortalte dem om de fem kærlighedssprog (ord, tid, tjenester, gaver og berøring), var det en stor øjenåbner for dem. Begge havde indtil da kun krævet noget af den anden, som partneren ikke hverken kunne eller ville give.

Ollys primære kærlighedssprog var berøring, både den fysiske nærhed i sofaen om aftenen, den lette berøring, når de gik forbi hinanden, og regelmæssig sex.

Nicols primære kærlighedssprog var tjenester. Nicol elskede, at der var ryddet op, at der blev arrangeret kæresteweekender, at tøjet blev strøget, bilen vasket, skoene pudset og så videre.

Da de begyndte at give det, den anden gerne ville have – i stedet for kun at give dét, som de hver især selv ville have – mærkede de igen, lidt efter lidt, de oprindelige kærlige følelser for hinanden.

Det var ikke svært for Olly at vise sin taknemmelighed, men det var en stor overvindelse for Nicol, der grundlæggende var meget negativ og skeptisk. Dog lykkedes det, fordi Nicol mærkede fordelen ved at være mere positiv. Jeg spurgte Nicol, hvad der var bedst: 1) at være sur, tvær og ked af det, eller 2) at være glad, lykkelig og tilfreds! Nicol foretrak det sidste, og jeg spurgte derefter, hvis ansvar det var at blive glad. Tøvende erkendte Nicol, at det nok var ens eget. Jeg viste dem, hvordan de ved hjælp af en liste med ting, de holdt af at gøre, kunne løfte deres eget humør – uafhængigt af partneren eller andre mennesker. De blev også opmærksomme på, hvor vigtigt det var at fejre succeser og triumfer i dagligdagen. Alt for ofte havde de kun fokuseret på alt det, der var gået galt, og havde ignoreret dét, der gik godt.

Via forventningsafstemninger fandt de ud af, at når partneren følte sig svigtet eller afvist, skulle den anden rent fysisk gå frem og skabe et møde mellem dem – hvilket betød at partneren kunne falde til ro. Nicol skulle holde Olly i hånden og give et kram, hvorimod Olly skulle holde om Nicol og spørge ind til, hvad der var frustrerende. Begge dele var noget, ingen af dem havde været i stand til at gøre, inden vi begyndte vores samarbejde med parterapien.

Da jeg jo er parterapeut, gjorde jeg dem opmærksom på, at erfaringsmæssigt er summen af problemer altid lige stor. Man kan godt føle, at en skilsmisse vil mindske problemerne, men realiteterne er, at et nyt problem blot afløser et andet. Den eneste måde at mindske summen af problemer i sit liv på, er at arbejde med sine egne holdninger og overbevisninger. IKKE med partnerens ditto!

Nicol og Ollys nye adfærd kom selvsagt ikke let, men den var resultatet af en motiveret og målrettet indsats fra begges side. I begyndelsen stod de hver især stejlt på deres, og der skulle et større holdningsmæssigt psykoterapeutisk arbejde til, for at de kunne genfinde tilliden, trygheden og respekten for sig selv og hinanden. En gammel holdning og adfærd skulle bevidstgøres og bearbejdes. Dernæst måtte de, gennem parterapien, lære nye færdigheder i forbindelse med kommunikation. Efter dette skulle de nye vaner grundfæstes, så tingene ikke kørte ud af kontrol, når udfordringerne uvægerligt dukkede op igen hen ad livets vej. Men det lykkedes for dem at genfinde hinanden og få parforholdet til at fungere – til glæde både for dem selv, deres parforhold og deres karriere.

De måtte begge igennem en personlig udviklingsproces. Forløbet betød, at de nåede frem til et roligere og mere harmonisk parforhold.

8. Efterskrift

Jeg håber, at du har fundet værdi i værktøjerne, eksemplerne og
løsningsforslagene i denne bog.

Vær venligst opmærksom på, at værktøjer/metoder af pladshensyn er
skåret ned til en enkelt side hver, men at de kan læses i deres fulde
længde i bogen "Partner for livet" eller på hjemmesiden
www.parforhold-parterapi.dk.

Hvis det er relevant for dig, kan du endvidere se en række videoer på
www.parforholdslodsen.dk - Domæne-navnet hentyder til, at jeg som
parterapeut er en slags lods på jeres parforholds-skib. Jeg er stedkendt
med farvandet, og ved, hvor der er farlige skær og åbent vand. Du er
selv kaptajn på dit eget skib, men har brug for en lokalkendt til at få
skibet sikkert frem. Når I er kommet i havn, går lodsen fra borde. ☺

Hvis du føler, at jeg kan være til direkte hjælp for dig og jer, så kontakt
mig venligst på telefon 21 79 18 50.

Vi kan starte med at aftale en gratis afklarende coaching-samtale på
45 minutter over telefonen.

Der er tre grunde til, at jeg, inden et eventuelt samarbejde, tilbyder jer
en gratis samtale:

- Min erfaring er, at det skaber tryghed og tillid i et eventuelt
  fremtidigt samarbejde
- Mine klienter køber ikke "katten i sækken", men får et
  kvalificeret grundlag for valg af vejleder/facilitator/mediator
- Jeg selv får et overblik over jeres situation og kan vurdere, om
  jeg vil være i stand til at hjælpe jer

Jeg taler med hver af jer individuelt over telefonen, og I vil kunne opnå følgende med samtalen:

1) I vil få en følelse af større klarhed omkring jeres livssituation. Fx om hvordan I forbedrer jeres parforhold.

2) Jeg vil hjælpe jer med at identificere det vigtigste, som stopper jer og forhindrer jer i at opnå det, I gerne vil have.

3) I vil blive bevidst om de væsentligste byggesten, der kan skabe fundamentet til jeres drømmes mål, fx balance mellem privatliv og arbejdsliv, samt forholdet til jeres børn.

4) I vil få indtryk af de vigtigste omstændigheder, der afholder jer fra at prioritere jeres tid, hvilket vil give jer mere overskud i hverdagen.

5) I vil kunne identificere den vigtigste handling, som kan få jer til at bevæge jer fremad mod større tilfredshed med parforholdet og mere tid både til hinanden og til hver jeres interesser.

6) Når afklaringssamtalen er slut, er I klar over, hvad I kan gøre efterfølgende, for at skabe en handlingsplan for jeres liv i den retning, I selv ønsker, for at nå jeres mål.

Det indledende afklarende møde over telefonen er gratis.
Samtalen er helt uforpligtende.

"Min partner vil ikke ændre noget!"

Hvis der er knas i parforholdet, er der ofte enighed mellem parterne om at gøre noget ved det. Mange vælger parterapi med en uvildig, professionel hjælper/vejleder/guide, og hvis begge er enige om denne fremgangsmåde at løse problemerne på, så er der normalt ikke langt fra tanke til handling.

Hvis det derimod kun er dig, der mener at der er et problem i parforholdet, eller som ønsker parterapi som konfliktløsningsværktøj, så kan der her være en ekstra udfordring. Din partner siger måske: "Jeg vil ikke være med til det _terapis_ og hokuspokus!" – og hvad gør du så?

Løsningen er motivation. Imidlertid kan man kun motivere sig selv. Du kan ikke **motivere** din partner – men du kan **inspirere** vedkommende til **selv** at blive motiveret. I al læring skal motivationen hos alle parter være til stede, for at der kan ske en hvilken som helst indlæring og forandring.

I kan gå i parterapi for jeres egen skyld, for børnenes skyld, eller for parforholdets skyld. Hvis din partner ikke ønsker at gå i parterapi, så kan du spørge ham eller hende: "Vil du gøre det for min skyld?" eller "Har du lyst til at investere i vores parforhold?" Hvis svaret er nej, kan du selv arbejde med din holdning i individuel psykoterapi hos en professionel for at forbedre parforholdet, men det er et betydeligt større, mere ressourcekrævende og længerevarende arbejde at gøre det alene, end hvis I begge gjorde en samlet indsats.

For at ændre nogle gamle adfærdsmønstre, handlemåder og situationer, må du udvikle det, som er vigtigt for dig – inde i dig. En af de mest effektive måder at gøre dette på, er at finde ud af, hvad der får dig til at føle dig godt tilpas og komplet. Har du hjertet med i det, du laver? Er etikken i dit parforhold i overensstemmelse med dit indre værdisæt? Overvej, hvor mange ressourcer du kan og vil afsætte hver måned til din personlige udvikling i form af fx terapi, kurser og bøger. Hvis problemerne ikke bliver løst nu, bliver de måske bare større, og hvad ville det betyde for dig? Dine mønstre vil med stor sandsynlighed følge dig, indtil du får skabt nogle nye og bedre.

Næste skridt

Et sundt parforhold er et afgrænset fællesskab, hvor parterne deler og oplever noget sammen. Samtidig er den grundlæggende følelse af samhørighed også den, der giver plads til individualitet og forskelligheder.

Hvilken lim er det, der binder et parforhold sammen?

- Du holder sammen med din partner i tykt og tyndt
- Du lægger mærke til din partners kærlige intentioner
- Du er i stand til at udtrykke dig klart og tydeligt
- Du vægter din partner højere end børn, job/karriere, penge, materielle ting og alt muligt andet
- Der er ligeværd, tillid og respekt mellem jer
- I lader jer påvirke og inspirere af hinanden
- I vender jer hen mod hinanden ("Fortæl mig om din dag, skat")
- Der er beundring og værdsættelse af hinanden
- Du støtter og afstresser din partner
- Du oplever tryghed i din partners selskab
- I har mange gode fælles minder
- I kan lide hinandens selskab og glæder jer til at være sammen
- I har et indgående kendskab til hinandens væsen (yndlingsfilm, livretter, mærkedage, navne på familiemedlemmer og venner)
- I ærer og respekterer hinanden

Hvem har ikke lyst til at genfinde samme intense forhold til sin ægtefælle/kæreste/partner, som det var i begyndelsen af forholdet?

Hver eneste dag skal du og I arbejde på forholdet. Det er vigtigt ikke at tage hinanden for givet. Rør ved hinanden. Sig noget pænt til hinanden hver eneste dag. Hvis du ikke allerede gør det helt automatisk, kan du betragte dit fokus på jeres parforhold som et "job", lidt ligesom når du er på arbejde.

Mand: Bliv ved både med at være nysgerrig på din kvinde, og rumme og begære hende!

Kvinde: Bliv ved med at beundre og værdsætte din mand!

> Den bedste måde at forudsige fremtiden på, er at skabe den selv.

9. Litteraturliste

Her er et lille uddrag af bøger, som jeg finder brugbare, når jeg arbejder med klienter:

Anthony Robbins, Six human needs (psychology)

Arne Nielsson, Viljen til sejr

Bruce Feiler, The Secrets of Happy Families

Dale Carnegie, How to win friends and influence people (fra 1937!)

Daniel Goleman, Følelsernes intelligens

David Rock, Your brain at work

Deepak Chopra, De syv spirituelle love for succes

Don Miguel Ruiz, De fire leveregler

Esther Perel, Mating in captivity

Finn Korsaa, Ikke alle haner galer

Finn Korsaa, Naturens muntre søn

Finn Korsaa, Parterapi

Gary Chapman, De 5 kærlighedssprog

Hanne Hostrup, Kærestebilleder

Hanne Hostrup, Tæft, trit og retning

James Prochaska, Changing For Good

Jesper Klit, Personlig gennemslagskraft

John Gottman, Syv gyldne regler for to der lever sammen

John Gray, Mænd er fra Mars og kvinder er fra Venus

Keld Jensen, Forhandlingshåndbogen

Kirsten Seidenfaden og Piet Draiby, Det levende parforhold

Kurt Write, Breaking the rules

Ole Vadum Dahl, Coaching og kunsten at leve

Peter Levine, Væk tigeren

Rhonda Byrne, The Secret

Robert Bly, Jern-Hans

Robin Norwood, Kvinder der elsker for meget

Roy F. Baumeister, Willpower: Rediscovering the Greatest Human Strength

Russ Harris, ACT with LOVE

Seth Godin, Tribes

Steven Covey, 7 gode vaner

> Forandring er uundgåelig.
>
> Personlig udvikling i forbindelse med forandringer er en mulighed.

10. Om forfatteren

Baggrunden for denne bog om parterapi er
Mikael Hoffmanns 22 års erfaring og
arbejde som selvstændig parterapeut,
forfatter, psykoterapeut, mentor-coach,
rådgiver og foredragsholder. Uddannet og
certificeret psykoterapeut fra ID-Academy,
samt Havening-behandler (chok og
traumer).

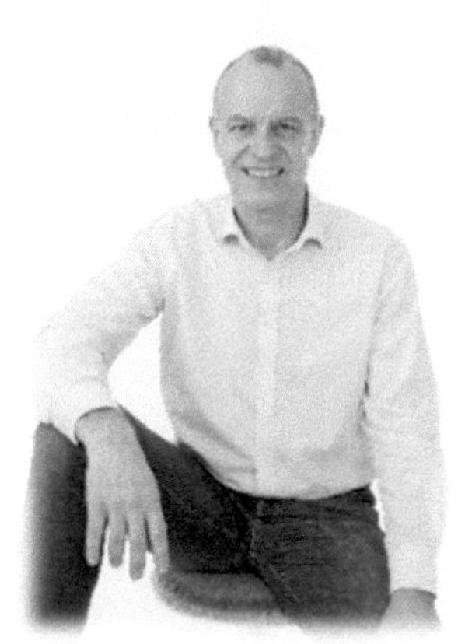

Mikael har som terapeut en meget alsidig
erfaring på baggrund af mange parforhold,
stor succes, stor fiasko, udbrændthed, har
været gift, skilt, været alenefar, boet i
kollektiv, bofællesskab og kernefamilie – har med andre ord LEVET
hele paletten. Med i ballasten som psyko-terapeut er 12 år i
handelsflåden som styrmand og kaptajn, hvor konfliktløsninger under
de trange forhold var vigtige og afgørende for, at kommunikationen og
samarbejdet kunne fungere. Dette var med til at styrke lysten til fortsat
at arbejde med mennesker og personlig udvikling. Endvidere er Mikael
uddannet ingeniør, og han har derfor en systematisk, målrettet og
resultatorienteret, foruden omsorgsfuld og medfølende, måde at anskue
problematikker og løsninger på.

Mikaels livs- og forretningsgrundlag bygger på etik og indlevelse.

Med udgangspunkt i mange års sessioner med klienter har han allerede
skrevet og udgivet adskillige bøger om parforhold.

Han har klinik på Frederiksberg, men afholder også kurser og holder
foredrag i resten af landet.

Hvis du føler, at du og/eller I har brug for hjælp til at styrke jeres
parforhold, fordi der er store udfordringer, som er for svære at løse selv,
så kontakt mig venligst på telefon 21 79 18 50 for en uforpligtende
samtale.